股骨头坏死必读

刘耀升 / 编著

全国百佳图书出版单位
中国中医药出版社
·北京·

图书在版编目（CIP）数据

股骨头坏死必读 / 刘耀升编著 . —北京：中国中

医药出版社，2021.3

ISBN 978-7-5132-6470-9

Ⅰ . ①股… Ⅱ . ①刘… Ⅲ . ①股骨颈—坏死—诊疗

Ⅳ . ① R681.8

中国版本图书馆 CIP 数据核字（2020）第 189525 号

中国中医药出版社出版

北京经济技术开发区科创十三街 31 号院二区 8 号楼

邮政编码　100176

传真　010-64405721

河北品睿印刷有限公司印刷

各地新华书店经销

开本 880×1230　1/32　印张 5.75　字数 122 千字

2021 年 3 月第 1 版　2021 年 3 月第 1 次印刷

书号　ISBN 978 – 7 – 5132 – 6470 – 9

定价　39.00 元

网址　www.cptcm.com

社 长 热 线　010-64405720

购 书 热 线　010-89535836

维 权 打 假　010-64405753

微信服务号　zgzyycbs

微商城网址　https://kdt.im/LIdUGr

官 方 微 博　http://e.weibo.com/cptcm

天猫旗舰店网址　https://zgzyycbs.tmall.com

如有印装质量问题请与本社出版部联系（010-64405510）

内容简介

本书从临床实际出发，介绍股骨头坏死的病因、诊断、保守治疗、术前问题、术后康复、术后并发症等内容，同时对人工全髋关节置换术、置换翻修术等热点问题进行了专题讨论，图文并茂，适合股骨头坏死患者及其家属阅读，也可供临床医生参考。

前　言

　　股骨头坏死是股骨头血供中断或受损，引起骨细胞和骨髓成分死亡及随后的修复，继而导致股骨头结构改变，股骨头塌陷，引起患者髋关节疼痛及功能障碍的疾病。本病为骨科常见的难治性疾病，可分为创伤性和非创伤性两大类。

　　目前手术治疗仍然是股骨头坏死的主要治疗手段。股骨头坏死治疗手术大致分为保留关节的手术和人工全髋关节置换术两大类。随着外科手术、影像学、生物医学工程、数字医学等技术的迅猛发展，新的股骨头坏死诊疗技术不断出现，股骨头坏死保留关节手术的治疗效果已取得了长足进步。中国人民解放军第307医院是国内最早开展微创髓芯减压治疗股骨头坏死的医院，在临床上创新性地采用大直径单孔道髓芯减压术结合小直径多孔道髓芯减压术、大直径单孔道髓芯减压＋股骨头塌陷部位复位＋人工骨植入术、大直径单孔道髓芯减压术后二次小直径多孔道细针补充减压术等10余种改良的微创髓芯减压技术治疗早中期股骨头坏死，疗效满意。尤其是将3D打印导模技术用于早中期股骨头坏死的二次或多次微创髓芯减压，具有髓芯减压精准、手术成功率高、出血量少、医患潜在性放射损伤小、手术费用低、手术时间短等诸多优点。

近年来，人工全髋关节置换术已不再是老年患者的"专利"，越来越多的中青年重度股骨头坏死患者选择行人工全髋关节置换术。这些患者在选择关节置换的同时，需要了解股骨头坏死人工髋关节置换术可能发生的并发症甚至人工全髋关节置换翻修术等内容。为此，本书专门开辟两个章节对人工全髋关节置换术可能发生的并发症及人工全髋关节置换翻修术等常见问题做详细解答。

引起股骨头坏死的病因有哪些、该病如何诊断和分期、哪些患者适合手术治疗、不同患者选用何种手术治疗等是股骨头坏死患者及其家属关注的问题。

为此，以通俗的语言回答上述疑问，是建立良好的医患沟通、提升患者对股骨头坏死的认知和治疗方案判断力的基础。笔者结合自身临床实践，对股骨头坏死相关问题进行了梳理，希望能帮助患者及其家属了解本病的诊治过程，配合手术前后的调护与康复，以减少痛苦，改善愈后。

本书的出版得到北京市科委"首都临床特色应用研究"项目的资助，在此表示感谢！

由于编者水平有限，不妥之处在所难免，请广大读者提出宝贵意见，以便再版时修正、提高。

刘耀升

2020 年 11 月

目　录

股骨头坏死的病因

1

股骨头坏死的诊断

股骨头坏死的保守治疗

股骨头坏死的微创髓芯减压术

股骨头坏死髓芯减压人工骨植入术

股骨头坏死人工髋关节表面置换术

股骨头坏死其他"保头"手术

人工全髋关节置换术术后康复

人工全髋关节置换术术中及术后并发症

人工全髋关节置换翻修术

人工全髋关节置换导航技术

股骨头坏死的病因

》 什么是成人股骨头坏死？

股骨头坏死是股骨头血供中断或受损，引起骨细胞及骨髓成分死亡及随后的修复，继而导致股骨头结构改变，股骨头塌陷，引起患者髋关节疼痛、髋关节功能障碍的疾病，是骨科常见的一种难治性疾病。

》 哪些外伤可以导致股骨头坏死？

可能导致股骨头坏死的外伤包括股骨颈骨折、髋关节脱位、大面积烧伤、血管损伤等。

》 非创伤性股骨头坏死分为哪几类？

非创伤性股骨头坏死包括：

①原发性血液高凝状态，如抗凝血酶Ⅲ缺陷、蛋白C缺陷、蛋白S缺陷、活化蛋白C抑制、纤溶酶原活化因子缺陷、纤溶酶原活化因子抑制因子异常等。

②继发性血液高凝状态，如皮质激素滥用、酗酒、骨髓增生异常综合征、妊娠、避孕药的使用、高脂血症、胶原病、Ehlers-Danlos综合征（又称先天性结缔组织发育不全综合征）、雷诺病、糖尿病等。

③血液病，如血友病、血红蛋白病、红细胞增多症。

④代谢性疾病，如甲状旁腺功能亢进症、痛风、库欣病等。

⑤消化系统疾病，如胰腺炎、溃疡性结肠炎、克罗恩病。

⑥其他危险因素，如吸烟、减压病、辐射病、血液透析。

》 为什么股骨头坏死早期不易被发现？

许多股骨头坏死患者在早期并没有症状，只是偶尔会出现髋部疼痛。疼痛的部位最常发生在腹股沟并向大腿内侧放射，疼痛的发生可能是突然的，也可能是隐匿进行性的，因此早期不易被发现。有髋部损伤史者、每周饮酒量超过 400mL、长期服用激素者、高原生活者、潜水工作者及孕妇，还有某些血液病及其他存在遗传易感因素者为股骨头坏死的易感人群，应该定期到医院检查。早期可以进行核磁共振检查，也可进行 CT、X 线检查。

》 为什么酗酒会引起股骨头坏死？

近年来，由于酗酒引起的股骨头缺血性坏死的发病率呈明显上升趋势，造成的危害十分严重。

最新医学研究表明，长期饮酒在增加肝脏负担的同时，还会促使肝脏分泌更多的甘油三酯和总胆固醇，导致体内脂肪代谢失调，大量骨髓基质分化为脂肪细胞。在酒精不断刺激下，脂肪细胞体积变大，血液黏滞度增加，血流速度降低，血液轴流和边流的速度发生改变，血液浓度增加。人体的股骨头内遍布毛细血管，其远端没有大血管分布。当股骨头毛细血管堆积大量脂肪细胞时，引起毛细血管肥大，导致骨内压升高，进一步堆积将导致毛细血管和小静脉受到挤压形成静脉淤滞，造成股骨头微循环障碍，最终股骨头内血管闭塞，导致股骨头缺血性坏死。

酒精中毒造成的骨质疏松也是引起股骨头坏死的帮凶。酗酒导致骨质疏松时，骨量减少使骨矿物质（钙、磷等）和骨基质（骨胶原、蛋白质、无机盐）比例降低，轻微的外力作用就可以诱发骨折。酗酒由此而加速股骨头塌陷。

还有一类人因为体内缺乏降解酒精的酶，即使没有酗酒也容易造成酒精伤害，轻则损害肝脏、肾脏，重则也会引起骨质疏松和骨坏死，千万要警惕。

》 为什么大量使用激素会导致股骨头坏死?

研究显示，大量使用激素容易发生骨坏死。激素与股骨头坏死之间的关系复杂。过量使用激素可引起脂肪代谢紊乱、脂肪栓塞、骨髓干细胞脂肪化、骨内压升高、血管内凝血、骨质疏松、骨细胞脂肪变性等，这些因素均可以引起股骨头坏死。在我国农村滥用激素造成的股骨头坏死尤为常见。

激素性股骨头坏死发病机制尚不十分清楚，以往国内外学者提出了骨内代谢紊乱、骨内压升高、血管内凝血、脂肪代谢紊乱、免疫复合物沉积引起动脉血管炎、累积性骨细胞功能紊乱等学说，但均未能阐明其发病机制。而且这些学说不能解释同样应用激素的患者，为什么有的发生骨坏死而有的不发生，有的呈弥散性坏死而有的仅为局限性坏死等现象。激素性骨坏死的发生可能与机体的整体状态或潜在的全身疾病有关。激素摄入途径与发生股骨头坏死的关系是静注＞口服，但也有个体差异。

大剂量使用激素造成股骨头坏死的可能原因如下：

①大剂量使用激素后，人体内脂肪代谢紊乱，可使脂肪在肝脏沉积，形成高脂血症及全身性脂肪栓塞。同时，股骨头内脂肪细胞肿胀。由于股骨头软骨下骨的终末血管较细小，易发生血管栓塞或受挤压，造成股骨头内骨细胞因缺血而坏死。

②长期使用激素导致血液处于高凝状态并引起血管炎，血管内皮损伤可以触发局部血管内凝血，引起骨内纤维蛋白原血栓形成和骨髓内出血，诱发纤维蛋白溶解及自由基生成，引起内皮细胞膜的脂质过氧化反应，导致小血管破裂，血供中断，最终导致骨组织缺血性坏死。

》 股骨头坏死的发病学说有哪些？

股骨头坏死的发病学说包括脂肪栓塞学说、骨细胞脂肪变性坏死学说、静脉淤滞及骨内高压学说、微血管损伤学说、骨质疏松及负重学说等。血管内凝血和微血管内血栓阻塞被众多学者认为是非创伤性股骨头坏死的终末病理改变。

》 什么是股骨头坏死发病的"二次碰撞"理论？

股骨头坏死发病的"二次碰撞理论"是指股骨头坏死为遗传易感因素和后天危险因素综合作用的结果。

》 为什么怀孕后髋关节前方疼痛需要排除股骨头坏死？

女性怀孕后，肾上腺皮质功能明显增强，肾上腺皮质激素分泌增多，尿和血液中皮质类固醇的水平明显升高。皮质类固醇与促肾上腺皮质激素均可从胎盘产生，许多研究者从胎盘中分离出皮质醇、皮质酮、醛固酮及其他皮质类固醇物质。这些物质的增多既可导致股骨头坏死的发生，又可使股骨头坏死进一步加重。

随着妊娠月份的增加，妊娠子宫不断压迫盆腔静脉丛，血流呈凝滞状态，由此而引起股骨头髓内静脉淤血、髓内压升高，进而影响股骨头的血供，导致股骨头坏死。

另外，随着胎儿的长大，妊娠后期体重逐渐增加，这无疑会加重髋关节的负荷，使股骨头承受的压力增大，加剧股骨头坏死的发生发展，给治疗上增加了困难。

因此，孕妇妊娠期间要注意多食用优质蛋白质和适量补充维生素（钙能够促进胎儿骨骼发育，铁可以预防贫血，锌可以促进胎儿脑发育等），但也不能盲目补充，否则不仅可能会造成巨大儿，还增加了股骨头坏死患者的负重，对母婴均为不利。

》 封闭治疗会导致股骨头坏死吗？

骨科专科门诊在为患者治疗软组织慢性损伤时，经常碰到一些局部疼痛的患者，他（她）们要求医生不要打"封闭针"，不愿意接受封闭治疗。但问什么是"封闭针"时却又说不出来。患者以为，带有激素类药物的针就叫"封闭针"，其实这是一种误解。"封闭"是一种治疗方法，凡是将药物（针剂）做痛点或神经通道局部注射就叫封闭，而与用何种药物无关。当然，局部封闭时医生多数会加入一些激素类药物，如得宝松或强的松龙等，但有时也会不加，如临床上经常使用维生素 B_1 或维生素 B_{12} 做封闭治疗。

封闭疗法也叫"局封"，实际上是通过局部（痛点）注射药物来进行治病，是由局部麻醉演变而来的一种治疗疼痛的方法。

医生通过对患者的临床检查，找到局部压痛点后，将药物注射于疼痛的部位，达到消炎、止痛的目的，并有缓解局部肌肉紧张的作用。这是一种对症治疗措施，对消除局部的疼痛症状有较好的效果。因此，封闭治疗是一种简单、安全、疗效可靠的治疗患者疼痛或不适的方法。

软组织慢性损伤是人体因长期、反复、持续的姿势或职业动作在局部产生的有害应力累积、迁延而形成的慢性轻微损伤，好发于手工业和半机械化产业工人、体育工作者、戏剧和杂技演员、伏案工作者及家庭妇女，常见的有网球肘、弹响指、腱鞘炎、肌腱炎或筋膜炎等。

软组织慢性损伤的治疗关键是限制致伤动作、纠正不良姿势、增强肌力、维持关节的不负重活动和定时改变姿势，使有害应力分散。传统的治疗方法有使用非甾体抗炎镇痛药、局部热敷、针灸、推拿、中药内服、膏药敷贴、拔火罐和手术等，均因疗程长、副作用多、效果差、易感染和复发等，不易被患者接受。

封闭治疗的药物多由麻醉药和少量激素类药组成。麻醉药如普鲁卡因、利多卡因等，激素类药物有泼尼松龙、地塞米松及复方倍地米松等。

局麻药的作用为暂时阻断局部神经传导，使这些神经支配的相应区域产生麻醉作用，从而缓解疼痛。利多卡因局部注射有神经阻滞作用好、药效作用快、组织穿透性强、弥散范围广、毒性低、不需做皮试等优点。激素类药物局部注射是治疗软组织慢性损伤最常用的行之有效的方法，国内使用这一疗法已 40 余年。该类药能调节糖代谢，具有抗炎、抗毒和抗变态反应作用。其主要功能有以下几方面：①降低毛细血管和细胞膜的通透性，减少局部充血和体液的外渗，加速炎症吸收，消除水肿，促进损伤组织的修复和再生。②调节体液和细胞免疫，阻止结缔组织异常增生和肉芽组织形成。③改善局部血液循环，提高新陈代谢能力，有利于局部自我调节和修复，维持局部微环境的稳定。

有人担心使用激素类药物会产生副作用，其实局部封闭治疗时激素使用的剂量少、间隔时间长（1周以上），所以不良反应是很少的。有人担心，局部封闭使用激素类药物后会引起骨质坏死，因此不愿做封闭治疗。临床医学证明，短期内大剂量使用激素是有引起骨质坏死可能的，但与是否做封闭治疗关系不大，静脉注射或肌内注射，甚至口服也同样会引起。2003年治疗"非典"时，很多患者经静脉内注射使用了较大剂量的激素类药物，后来有些患者出现了股骨头坏死。而专科医生每次为患者做封闭治疗时，使用激素类药物的剂量比静脉注射或肌内注射都要小，而且有一定的间隔期，因此这种担心是不必要的。

》 减压病如何导致股骨头坏死?

减压病是机体在某压力下暴露一定时间，脱离该环境时因压力下降过快和幅度过大，机体代偿仍不足以缓解压力，以致在该压力下溶于体内的气体（主要是惰性气体，如氮气）来不及经循环、呼吸系统扩散排出体外，而从溶解状态游离出来，形成气泡，由于栓塞、压迫等引起的一种疾病。潜水员深水工作时吸入压缩空气后，血液中和组织内含高浓度氮，当快速上浮而迅速减压时，气栓使髓内血管发生阻塞，可导致股骨头坏死。其最根本的原因是局部长期缺血、缺氧。作为潜水员，一旦氮气之类的气体栓塞了骨组织的毛细血管，导致骨组织缺血、缺氧，就会引起骨坏死。同理，高空飞行员从正常大气压迅速上升至低氧压环境时，也可使髓内血管发生阻塞，导致股骨头坏死。

》 股骨颈骨折术后股骨头缺血性坏死的特点是什么？

年龄与股骨颈骨折的原始移位程度是决定骨折术后是否发生股骨头缺血性坏死与晚期塌陷的主要因素；骨折的复位情况（包括对位与对线）对股骨头缺血性坏死与晚期塌陷的发生有很大影响；股骨颈骨折后应尽早实施手术治疗并尽可能达到解剖复位，可减少股骨头坏死的发生；60 岁以上老年股骨颈骨折患者内固定术后股骨头坏死发生率相对较低。

》 股骨颈骨折等髋部外伤后如何预防股骨头坏死？

为了防止股骨颈骨折、髋关节脱位等髋部外伤引起的创伤性股骨头坏死，应该做到：①急诊手术。②术中骨折达到解剖复位。③选择钛合金内固定钉。④每半年复查 X 线片和核磁共振片。对于股骨颈骨折治疗和疗效的评价，不能仅观察骨折愈合程度，即使骨折愈合，也应随诊至伤后 5 年。如 X 线片出现股骨头高度轻微塌陷和硬化带、囊性变等现象，表明股骨头已有坏死先兆，应积极采取髓芯减压等手术措施，防止其进一步发展。⑤不宜过早负重。股骨颈骨折单纯从骨折愈合的角度讲，16 周以后基本上可以负重，但因为股骨头坏死发生较晚，故减少负重应一直坚持至骨折后 1 ～ 1.5 年。

》股骨颈骨折后怎样才能早期发现股骨头坏死？

目前，股骨颈骨折通常采用三枚中空钉内固定，通常认为20%～25%的股骨颈骨折内固定术后患者在2～5年发生股骨头坏死。核磁共振检查对早期股骨头坏死的诊断最为敏感，如果股骨颈骨折内固定所采用的三枚钉为钛合金钉，且患者体内无假牙、节育环或心脏支架等其他不锈钢金属，则可行髋关节核磁共振检查，排除或早期诊断股骨头坏死。

》哪些因素是股骨颈骨折术后发生股骨头坏死的不良因素？

股骨颈骨折的初始移位程度是股骨颈骨折术后发生股骨头坏死和晚期塌陷的主要因素。此外，骨折的复位情况（包括对位与对线）和骨折后复位内固定手术的时机对股骨头坏死及晚期塌陷的发生都有很大影响。股骨颈骨折后应早期实施手术治疗，尽可能达到解剖复位、坚强固定，尽量保护血运。而患者高龄并不是造成股骨头坏死发生率上升的不良因素。

》螺旋三维 CT 能否预测股骨颈骨折后股骨头血运情况？

股骨颈骨折后改变旋股内侧动脉和旋股外侧动脉的血管容积，影响股骨头的血液循环状态，因而是股骨颈骨折后发生股骨头坏死的病理基础之一。64 排螺旋 CT 薄层增强扫描技术对评价股骨头血运、预测股骨颈骨折预后及选择治疗方案有一定的参考价值。然而，目前 64 排 CT 由于分辨率受限，不能清晰显示和测量支持带动脉的血管容积，其临床应用价值受到一定的局限。

随着 CT 设备的改进，新型血管造影剂的应用及计算机软硬件的发展，预期 CT 的分辨率会进一步提高，使其可以清晰显示直径小于 1mm 的血管及支持带动脉，临床医师能够相对准确地了解患者股骨头的血运状况（图 1），从而为选择治疗方案和预测股骨头坏死的发生提供一种直接、实时、无创、安全的方法。

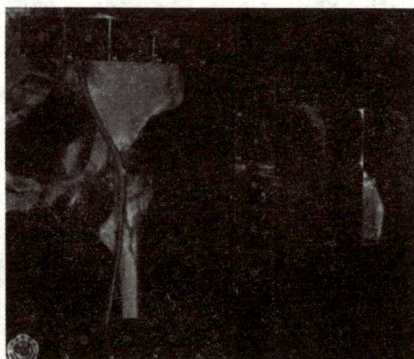

图 1　股骨头血运

》 股骨颈骨折后髋关节囊内压有何改变？

股骨颈骨折后髋关节囊内压明显升高，髋关节外展角度增大和下肢牵引重量的增加均可引起髋关节囊内压的明显升高，从而改变旋股内侧动脉和旋股外侧动脉的容积，影响股骨头血供。因此，无移位股骨颈骨折行早期关节囊减压对术后骨折延迟愈合和股骨头坏死具有积极的预防作用，且股骨颈骨折后应避免患髋关节过度外展和牵引重量过大，以免进一步引起髋关节囊内压升高，加重股骨头缺血。

》 无移位股骨颈骨折行保守治疗的效果如何？

无移位股骨颈骨折保守治疗过程中一旦继发移位，发生股骨头坏死的概率将显著升高，且坏死的时间显著提前，因此无移位股骨颈骨折早期仍宜实施手术治疗。年龄、合并高危并发症、功能锻炼不正确、Pauwels角偏大等均是股骨头坏死的重要原因。

》 股骨颈骨折闭合复位加压内固定术疗效如何？预后怎样？

股骨颈骨折闭合复位加压内固定术治疗股骨颈骨折疗效较好，骨折移位程度和骨折复位质量对术后股骨头坏死的发生有明显影响。

股骨颈骨折加压三枚钉内固定术后最常发生的并发症是股骨头缺血性坏死和骨不连。股骨颈骨折内固定术后并发股骨头缺血性坏死，伤后1年即可出现，2～3年为高峰期，5年后明显下降，整体发生率为10%～40%。股骨颈骨折移位严重，术中骨折复位不佳是术后并发股骨头缺血性坏死的最重要因素。伤后急诊行复位内固定手术和关节囊切开减压有助于降低股骨头缺血性坏死的发生率。目前认为，股骨颈骨折术后6～12个月骨折仍不愈合，可诊断为骨不连。移位型股骨颈骨折骨不连的发生率为10%～30%。高能量损伤、垂直方向骨折、术中复位不良、内固定不牢固是骨不连发生的高危因素，骨不连的最终结局是股骨头缺血性坏死。

》 股骨颈骨折后排除股骨头坏死为何要随访5年？

股骨头坏死是导致髋关节病残的常见疾患，如果不进行正确治疗，60%～85%的非创伤性股骨头坏死患者2年内会双侧发病，80%的患者将会在2～4年出现股骨头塌陷和髋关节骨性关节炎。

》 股骨颈骨折术后股骨头坏死的转归与愈合如何？

①股骨颈骨折术后随访应至少持续至伤后 3 年，伤后第 2 年和第 3 年应密切观察。②股骨颈骨折的原始移位程度是决定骨折术后是否发生股骨头缺血性坏死的主要因素。骨折的复位情况（包括对线和对位）对股骨头缺血性坏死及晚期塌陷的发生有很大影响，手术治疗时应尽可能达到解剖复位，必要时可以考虑切开复位。③髋关节内旋、外展活动受限是股骨头缺血性坏死早期最敏感的表现，应重视临床体格检查；当股骨头发生塌陷后，髋关节功能受限将更加明显。④股骨头早期坏死病变的位置和范围与预后可能存在一定关系，进一步研究需要借助更先进的诊断手段（如 MRI）。

》 股骨头坏死后为何容易发生股骨头塌陷？

股骨头坏死至少通过两种途径破坏股骨头的骨质强度。一是死骨（相对于活骨）在生理强度的负荷下，只要较短的负荷周期（5000～50000 次）就会发生疲劳骨折。二是修复过程会吸收死骨，进一步破坏骨小梁和软骨下骨结构的完整性。股骨头结构的塌陷取决于破坏的位置、大小和形态。股骨头内较小的破坏不容易塌陷，修复后对股骨头的强度不会有严重影响。

》 为什么说股骨头坏死的病理基础是骨细胞的坏死？

尽管股骨头坏死有着不同的病因，但是病理学变化大致相同。早期的光镜下病理学改变为红骨髓和脂肪细胞的坏死，继而出现间质水肿。在缺氧发生后的 2～3 小时会出现骨细胞坏死，其后的 24～72 小时在病理切片上可见到典型的骨细胞坏死改变。骨小梁坏死后呈现骨细胞陷窝的空虚。当坏死区域的界限明显后坏死周围会产生反应性充血、毛细血管增生的再通。毛细血管再生后包绕侵入坏死区域，显示坏死区域的修复过程启动。这一修复过程包括坏死骨的吸收和新骨形成，其影像学变化即为股骨头坏死区域周围骨的硬化和吸收。在股骨头软骨下区骨小梁的吸收要比再生的速度快，大量的骨吸收最终造成股骨头结构改变，承重作用丧失，导致软骨下骨折和股骨头塌陷。另外，某些与骨代谢性疾病相关的病理变化，例如与骨萎缩相关的骨矿化异常、肾移植后的骨矿化异常等，也可以引起股骨头坏死。

》 为什么股骨头坏死又叫作缺血性股骨头坏死？

由于目前仍然无法建立能够完全模拟人类股骨头坏死的动物模型，也无法开展人体内股骨头坏死发病原因的相关研究，所以人类股骨头坏死的确切病因至今仍然不得其解。目前关于各种股骨头坏死发病原因的学说大多来自人体病理学观察或者不同条件下的动物实验结果。如今被广泛接受的发病原理为"缺血"学说：股骨头缺血可由于血管受损（骨折或脱位）引起，或者由于微血管闭塞（血管内凝血）而造成，或者由于血管外挤压（骨髓内脂肪细胞肥大）而产生。随着病因学研究的深入，血管内凝血和微循环内血栓阻塞被众多学者认为是股骨头坏死的终末病理改变。股骨头微血管内的血栓性闭塞与调节不良的血管内凝血有关。血管内凝血本身也要受到某些遗传因素或后天因素的影响。遗传性高凝倾向、纤维蛋白溶解减少、抗磷脂抗体减少或高脂血症的个体，由于其血液处于高凝状态，使血栓形成的风险明显增加。

除"缺血"学说外，有关股骨头坏死的发病机制中还有骨质疏松学说、骨细胞受损学说、脂肪代谢紊乱学说、骨内压升高学说、小血管病变学说等。

股骨头坏死的诊断

　　许多股骨头坏死患者早期没有症状。疼痛是一些早期患者的常见症状,疼痛的部位最常发生在腹股沟部并向大腿内侧和膝关节内侧放射,有些患者甚至怀疑为膝关节病变而对膝关节进行检查甚至手术,部分患者会出现臀部疼痛。疼痛的发生可以突然出现,也可以呈隐匿渐进性,不同患者的疼痛严重程度差异也较大。若髋部疼痛,一般在休息时消失,关节活动时加重,甚至跛行。医生对患者进行检查时发现髋关节活动受限,尤其是内旋受限更明显,则应高度怀疑股骨头坏死。

　　早期诊断是指在股骨头坏死刚一发生,就对该病做出正确的诊断。国内外经验证明,如果股骨头坏死未在股骨头塌陷发生前进行有效治疗,80% 以上的股骨头将在 2 ～ 3 年内发生塌陷。塌陷的坏死股骨头 78% 将在 2 年内发展到需做人工关节置换的程度,而中青年患者人工关节置换长期疗效与老年患者相比欠佳。经过近几十年对该病的研究,股骨头坏死的早期诊断和治疗有了很大进步并积累了较丰富的经验,有多种简单易行的手术可供选择,疗效确切。股骨头坏死发现得越早,手术治疗成功率越高，患者代价越小。

》 股骨头坏死特征性症状有哪些？

股骨头坏死早期腹股沟中点有深压痛，患髋内旋活动受限，随着病程的进展，患髋外旋活动也受限。病变晚期患髋出现内收、屈曲畸形，髋关节活动明显受限。

》 股骨头坏死塌陷后疼痛却消失了，这是为什么？

股骨头坏死后由于骨内压升高而出现不同程度的隐痛，但是当软骨下骨骨折后骨内压释放，疼痛会突然消失，这种突然消失的疼痛常预示着软骨下骨骨折和股骨头的早期塌陷。然而，随着病变的加重，股骨头骨内压再次升高，髋关节疼痛会再次出现并加重。因此，中晚期股骨头坏死患者患髋疼痛可因股骨头的塌陷而一过性消失。

》 股骨头坏死 X 线五大特征是什么？

股骨头坏死 X 线特征性改变为囊性变（坏死骨）、硬化带（修复、新骨形成）包绕囊性变、股骨头新月征（股骨头软骨下骨早期断裂）、股骨头塌陷而髋关节间隙尚好（图 2）等。股骨头坏死晚期股骨头塌陷而髋关节间隙变窄、

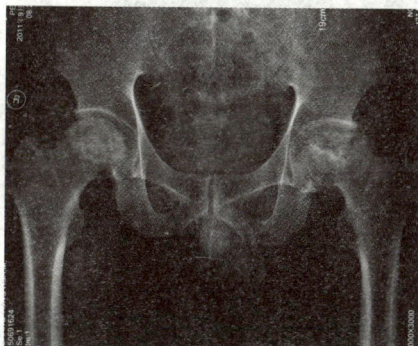

图 2　股骨头坏死典型 X 线表现

骨赘形成是髋关节骨性关节的典型表现，已无特征性。

》什么是股骨头坏死的囊性变、硬化带？

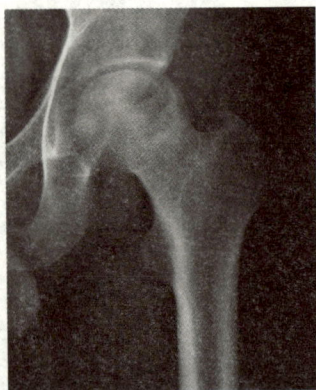

图3 股骨头坏死囊性变、硬化带的X线表现

股骨头坏死X线片可以显示坏死区域的骨小梁结构模糊不清，甚至呈不规则的空穴样改变，称为囊性变。坏死周围的修复过程使坏死周围组织毛细血管增生，新生骨形成，致使存活骨和坏死骨之间形成"反应性界面"，表现为坏死区域周缘的硬化带（图3）。

》什么是股骨头坏死的"新月征"？

股骨头坏死后股骨头软骨下骨出现早期塌陷时，股骨头软骨下骨小梁与软骨分离，X线表现为骨性关节面的下方出现2～4mm宽的新月形透明带，即"新月征"，又称"半月征"（图4）。

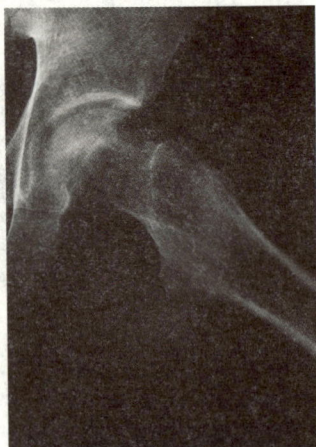

图4 股骨头坏死"新月征"的X线表现

》什么是髋关节的蛙式位X线片？

髋关节蛙式位X线片是指患者仰卧于摄像床，双侧髋、膝关节尽

量极度屈曲，同时外旋髋关节，X线球管自上向下拍摄所得到的一种髋关节侧位片。

》 股骨头坏死拍摄蛙式位 X 线片的意义是什么？

股骨头侧位片观察股骨头前、外侧柱最清晰（图5），且股骨头"新月征"在股骨头侧位片最容易被发现，因此股骨头坏死患者 X 线诊断或治疗随访过程中必须同时拍双髋关节侧位片。髋关节蛙式位片为临床常用股骨头颈侧位片。

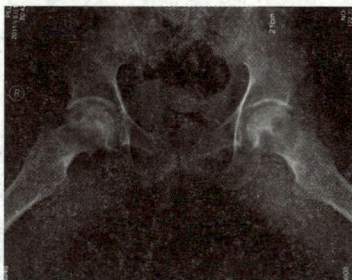

图 5　髋关节蛙式位片观察股骨头前、外侧柱最清晰

》 为什么股骨头坏死的早期诊断必须依赖核磁共振？

股骨头坏死早期骨髓出现坏死，但是骨小梁结构尚未消失，普通 X 线片和 CT 扫描无法显示股骨头结构的变化，不能检查出 1 期股骨头坏死，因此早期股骨头坏死的诊断依赖于核磁共振检查。核磁共振检查是目前股骨头坏死早期最准确的检查方法。当股骨头坏死早期出现骨髓改变时，核磁共振检查就能发现相应的变化（图6）。值得注意的是，核磁共振信号虽然对各种骨性异常非常敏感，但缺乏特异性。另外，核磁共振影像对软骨下骨骨折和股骨头塌陷的敏感性较差。

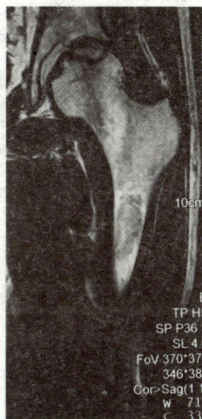

图 6　股骨头坏死早期典型核磁共振表现

﹥﹥ 为什么说"双线征"是股骨头坏死的特征性核磁共振表现？

髋关节核磁共振 T2 加权像显示股骨头软骨下带状或环形高信号区，外侧包绕区域为低信号，形似"双线"，就是所谓的"双线征"。"双线征"被认为代表活骨与死骨反应界面，低信号带代表硬化骨，高信号带代表肉芽组织。同样，T1 加权像股骨头内出现带状或环状低信号带包绕一高信号区，也为早期股骨头缺血坏死的特征性表现（图 7）。

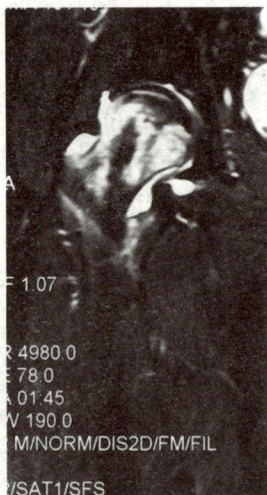

图 7　股骨头坏死核磁共振"双线征"表现

﹥﹥ 股骨头坏死 CT 检查一定要做二维重建吗？

髋关节传统的非螺旋 CT 以二维横断面图像为主，对病灶范围的判断立体感差。目前的螺旋 CT 多层面成像技术将多层面二维轴位像简单叠加成三维像后，再按冠状位、矢状位或任意位相断面截取三维数据，重新构成二维图像。由于股骨头存在前倾角，因此，严格地讲，髋关节矢状位重建相并不同于股骨头矢状位重建相。

CT 的主要优点是能准确显示软骨下骨骨折或早期的股骨头塌陷，对于早期股骨头坏死诊断意义不大。如怀疑有软骨下骨骨折或早期塌陷，而 X 线片显示不清者，可选择 CT 检查，且必须包括股骨头矢状位和髋关节冠状位的二维重建图像（图 8）。

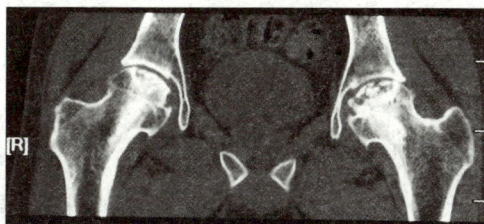

图 8　股骨头软骨下骨骨折（CT 二维重建）

》怎样合理选择股骨头坏死的检查？

诊断股骨头坏死目前常用的影像学检查有 X 线、ECT、CT、核磁共振等，对于股骨头坏死的诊断与疗效评估各有优缺点。

以上方法最基本的是 X 线片，它价廉普及，可以对股骨头坏死进行宏观评估。其次是 CT、核磁共振，它们对股骨头坏死的正确诊断与分型有帮助，以及作为治疗前后的对比。

双侧髋关节正、侧位 X 线片可明确诊断除早期股骨头坏死以外的大部分股骨头坏死，还可以除外其他髋关节病理改变，因此为影像学检查和诊断的第一步，也是不能省略的步骤。即使 X 线片已经明确诊断为双侧股骨头坏死，手术前有时仍需行 CT、核磁共振检查，进行股骨头坏死的分期。如果 X 线片已经明确诊断为单侧股骨头坏死（非创伤性），对侧髋关节必须行核磁共振检查以排除是否存在早期病变。当高度怀疑股骨头坏死而 X 线检查为阴性时，需要做核磁共振检查以明确早期病变。疑有股骨头软骨下骨骨折或早期的股骨头塌陷而 X 线检查显示不清者，髋关节 CT 二维重建有助于明确诊断。对于高危人群，若核磁共振检查为阴性，需要在 6 个月内复查跟踪。

》 股骨头坏死的常用分期有哪三种?

股骨头坏死一旦出现平片改变后,就会不断发展、恶化,继而股骨头塌陷变形并波及髋臼,最后形成继发性骨性关节炎。1973 年,Marcus 首先根据病情变化规律(从轻到重)提出股骨头坏死的影像学分期方法。在此基础上后来又出现多种分期方法。目前使用较多的三种方法为 Ficat 分期、Steinberg 分期与ARCO 分期,分期的目的是帮助选择合适的治疗方法。

》 股骨头坏死的 ARCO 分期和 Steinberg 分期的区别是什么?

股骨头坏死国际分期(骨循环学会 ARCO 分期)标准:

0 期　活检结果符合坏死,其余检查正常

1 期　骨扫描和(或)磁共振阳性

A 磁共振股骨头病变范围 <15%

B 股骨头病变范围 15% ～ 30%

C 股骨头病变范围 >30%

2 期　股骨头斑片状密度不均、硬化与囊肿形成,平片与 CT 没有塌陷表现,磁共振与骨扫描阳性,髋臼无变化

A 磁共振股骨头病变范围 <15%

B 磁共振股骨头病变范围 15% ～ 30%

C 磁共振股骨头病变范围 >30%

3 期　正侧位片上出现"新月征"

A "新月征"长度 <15% 关节面长度或塌陷 ≤ 2mm

B "新月征"长度占关节面长度 15% ～ 30% 或塌陷 2 ～ 4mm

C "新月征"长度 >30% 关节面长度或塌陷 >4mm

4 期　关节面塌陷变扁，关节间隙狭窄，髋臼出现坏死变化、囊性变、囊肿和骨刺

Steinberg 分期（即宾夕法尼亚大学分期）标准：

0 期　平片、骨扫描与磁共振正常

Ⅰ期　平片正常，骨扫描和（或）磁共振出现异常

A 轻度：股骨头病变范围 <15%

B 中度：股骨头病变范围 15% ～ 30%

C 重度：股骨头病变范围 >30%

Ⅱ期　股骨头出现透光和硬化改变

A 轻度：<15%

B 中度：15% ～ 30%

C 重度：>30%

Ⅲ期　软骨下塌陷（"新月征"），股骨头没有变扁

A 轻度：< 关节面长度 15%

B 中度：关节面长度 15% ～ 30%

C 重度：> 关节面长度 30%

Ⅳ期　股骨头变扁

A 轻度：<15% 关节面或塌陷 <2mm

B 中度：15%～ 30% 关节面或塌陷 2 ～ 4mm

C 重度：>30% 关节面或塌陷 >4mm

Ⅴ期　关节狭窄或髋臼病变

A　轻度

B　中度

C　重度

Ⅵ期　严重退行性改变

ARCO 分期把软骨下骨骨折和股骨头塌陷分在一个期，把轻度关节间隙狭窄与严重骨关节病也放在同一个期。临床发现，软骨下骨骨折和股骨头塌陷的治疗效果差别较大，轻度和重度骨关节炎的治疗效果也不同。因此认为 Steinberg（宾夕法尼亚大学）分期比较合理，用它判断股骨头坏死的治疗效果最恰当。

》 为什么股骨头坏死患者必须了解自己患髋的分期？

股骨头坏死仅是诸多引起髋关节疼痛病症中的一种，外伤、髋臼发育不良、髋关节退行性病变、炎症、肿瘤、腰椎疾患等都可以引起髋关节疼痛。股骨头坏死作为独立的疾病诊断并不困难，关键是要掌握相关的诊断常识。

股骨头坏死诊断明确后，患者需要进一步了解自己股骨头坏死的分期，原因是目前早中期和中晚期的股骨头坏死的治疗方法截然不同。早中期股骨头坏死的治疗方法是髓芯减压术，中晚期股骨头坏死的治疗方法则是人工关节置换术。只有了解和掌握自己股骨头坏死的分期，患者才能对其治疗做出正确选择，同时有利于与专科医生进行交流。

》 股骨头坏死最怕发生在哪个部位？

股骨头前外上方为人体股骨头的主要负重区，因此，影像学表现为前外上方的股骨头坏死最容易发生塌陷。

》 腰椎间盘突出症为何容易误诊为股骨头坏死？

腰椎间盘突出症的臀部或髋关节前方放射痛很容易与股骨头坏死引起的髋部疼痛相混淆，鉴别要点是股骨头坏死引起的髋部疼痛位于腹股沟中点，并通常伴有内旋等髋部活动受限。早中期股骨头坏死通常不会引起髋部后方疼痛，只有晚期股骨头坏死出现严重的髋关节炎才可能同时出现髋部后方疼痛。

》 股骨头坏死合并腰椎间盘突出症怎么办?

股骨头坏死常合并腰椎疾患（图9），甚至许多股骨头坏死正是由于在治疗腰椎疾病过程中长期口服非正规医院的止痛药物（内含激素）所导致。临床上，医生容易将股骨头坏死误诊为腰椎间盘突出症，或者发现股骨头坏死后，放弃了对患者全身的体格检查，导致腰椎病变的漏诊，因此必须重视股骨头坏死合并腰椎疾患的同期诊断和治疗。腰椎间盘突出症的临床表现主要是腰部疼痛，臀部及下肢放射痛。中央型突出表现为双侧放射痛，左、右型突出表现为单侧放射痛。疼痛的位置固定不变，咳嗽、打喷嚏时疼痛加重，可出现不同程度的功能障碍。腰椎CT、磁共振影像检查可明确诊断。

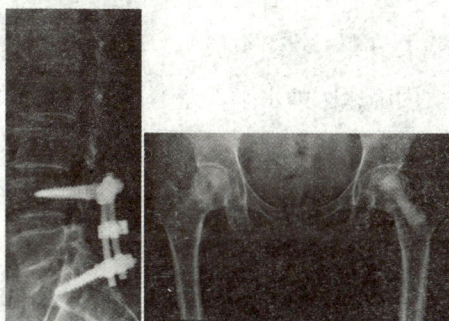

图9 双侧股骨头坏死合并腰椎间盘突出症的X线表现

》 容易与股骨头坏死混淆的疾病有哪些？

目前，我国股骨头坏死的诊断被扩大化的现象十分严重，股骨头内出现囊性改变、股骨头形态变扁，甚至所有髋关节疾病都被称为股骨头坏死。在警惕极少数非法医疗机构和个人利用治疗股骨头坏死为名迎合、欺骗患者，追求经济利益的前提下，普及和提高基层骨科医生和股骨头坏死患者自身的认知水平至关重要。临床上，经常与股骨头坏死发生混淆的成人髋关节疾病包括股骨头骨髓水肿综合征、髋臼发育不良继发骨关节炎、儿童股骨头坏死修复后产生的扁平髋畸形、强直性脊柱炎性髋关节炎、类风湿性髋关节炎、原发性髋关节骨性关节炎、股骨头骨髓水肿综合征及股骨近端转移瘤等。

》 股骨头坏死为何容易出现误诊？

一方面，股骨头坏死患者早期症状和体征不明显，且不具有特异性。股骨头坏死的临床表现主要为髋关节疼痛、下肢跛行和功能受限，而髋关节炎、软组织损伤、滑膜炎等疾病同样具有这些症状和体征。因临床医师水平参差不齐、经验不足、对病史采集不完整、诊断过程过于依赖影像学报告、以"优先考虑高发疾病"为原则等，容易误诊为腰椎间盘突出症、坐骨神经痛等疾病，而忽视了股骨头坏死的发生。另一方面，近年来随着股骨头坏死发病率的上升，临床医师对股骨头坏死的诊断敏感性增加，一有髋关节症状则首先考虑股骨头坏死，扩大了股骨头坏死的诊断范围，容易将其他髋关节疾病诊断为股骨头坏死。此外，髋关节病变最常见的表述为囊性改变、骨密度减低、间隙狭窄、关节边缘增生、股骨头塌陷，MRI 检查中类风湿关节炎、强直性脊柱炎、骨性关节炎等疾病均可具有长 T1、长 T2 低信号或混杂信号影，亦是引起股骨头坏死误诊的原因。

》 股骨头坏死容易误诊为哪些疾病?

①类风湿关节炎：股骨头坏死的部分症状类似于类风湿关节炎。患者早期的体征和临床症状都不明显，放射性检查并不能得出任何结论，医生根据类风湿因子阳性就判定是类风湿关节炎，忽略了其具有间歇性反复发作的特点，股骨头坏死却不会出现此类症状。类风湿关节炎在影像学中的表现是关节间隙变窄，股骨头内出现囊性变，但是不会出现股骨头塌陷及硬化的情况（图10）。②腰椎间盘突出症：该病的症状和股骨头坏死的症状相近。股骨头坏死早期症状较轻，临床体征不明显，与腰椎间盘突出症的腰腿痛症状非常相似，且都可表现出髋部疼痛，因此，很容易将股骨头坏死判定为腰椎间盘突出症。③髋关节滑膜炎：髋部出现疼痛感是该病的主要临床症状，这种症状和早期的股骨头坏死表现极其相似。两者之间的区别在于髋关节滑膜炎一般多发于儿童，而股骨头坏死一般高发于30 ~ 60岁的人群。④髋臼发育不良：由于先天性骨性结构发育

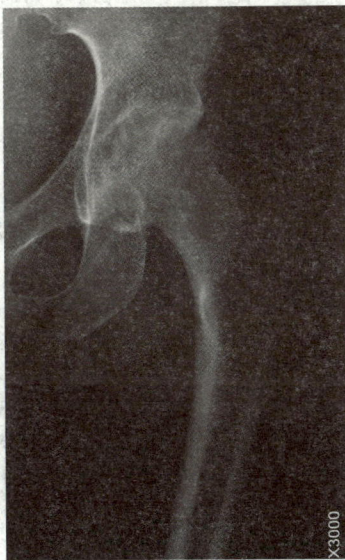

图 10　髋关节类风湿关节炎

畸形导致的髋臼发育不良，发病率较低，而且症状缺乏一定的特异性，其症状与股骨头坏死的症状相似，晚期从 X 线中可以看出髋臼区域出现明显的囊性变及关节间空隙变窄，因此，误诊的情况较为普遍。

》 为什么髋臼发育不良最易误诊为股骨头坏死?

　　成人髋关节发育不良（图11）是成人髋关节骨性关节炎的重要致病因素之一，占髋关节骨性关节炎病因总数的20%～50%，亦是中年人长期髋关节疼痛的常见原因。髋关节发育不良继发髋关节骨性关节炎患者一般为女性，多在 20～49 岁发病，多见双侧病变。该病起病隐匿，病情进展缓慢，通常20年以上才能发展为晚期骨关节炎，易引起关节软骨变性、软骨下骨骨质硬化及囊性变等退行性变，表现为髋部酸胀感、隐痛，长距离行走后症状明显，休息后减轻。X线片显示股骨头轮廓正常，髋臼覆盖差，有时会出现髋关节半脱位甚至脱位，关节间隙在中晚期变窄，股骨头内和髋关节有囊性变。核磁共振显示股骨头内骨质信号正常。晚期关节间隙狭窄，关节周围骨赘形成，演变为典型的骨性关节炎表现，而股骨头不塌陷。二者的鉴别要点在于：髋臼发育不良表现为髋臼发育浅小或浅平，髋臼对股骨头的覆盖面积减少，股骨头的负重区外移，髋关节的内侧间隙加宽，关

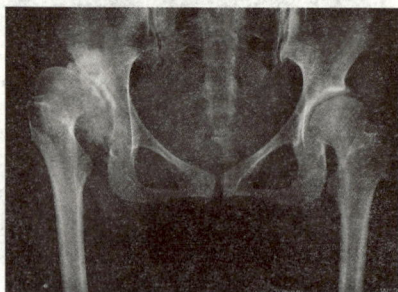

图11　双侧髋关节发育不良

节脱位；髋臼对骨盆的倾斜度过大，负重区变短；髋臼顶外侧唇骨质发育不良等。而股骨头坏死往往存在股骨头塌陷。

» 强直性脊柱炎髋关节病变怎样诊断？

强直性脊柱炎是一种病因不明、致残率较高的慢性炎症性疾病，主要累及骶髂关节、脊柱、髋关节等，是血清阴性脊柱关节病最常见的一种亚型。髋关节受累是强直性脊柱炎致残的主要原因，约40%的强直性脊柱炎患者会发生强直性脊柱炎性髋关节炎。该病患者一般为青年男性，伴有腰痛和腰僵，有强直性脊柱炎家族史。X线片以双侧髋关节间隙变窄为主（图12），股骨头通常不塌陷，化验检查HLA–B27为阳性。强直性脊柱炎性髋关节炎容易误诊为股骨头坏死，但前者的诊断并不困难。

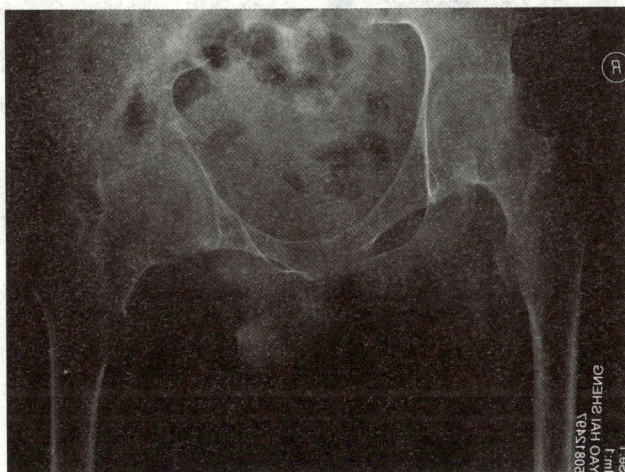

图12　双侧强直性脊柱炎性髋关节炎

》为什么说股骨头骨髓水肿未必就是股骨头坏死？

核磁共振成像用于髋部疾病的诊断与治疗，弥补了 X 线片、CT 扫描的不足，但许多髋部疾病的核磁共振影像非常相似，给鉴别诊断带来困难。髋部骨髓水肿就是一种较难进行鉴别的影像学改变。许多产生髋部疼痛症状的疾病，如股骨头坏死、骨髓水肿综合征、炎症、创伤、肿瘤等，均可出现骨髓水肿征象（图 13）。因此，骨科医生应掌握骨髓水肿的鉴别诊断要点，紧密结合临床，包括患者的详细病史、体征及其他影像学检查（如核素骨扫描、CT 扫描、X 线片等），才能明确诊断。

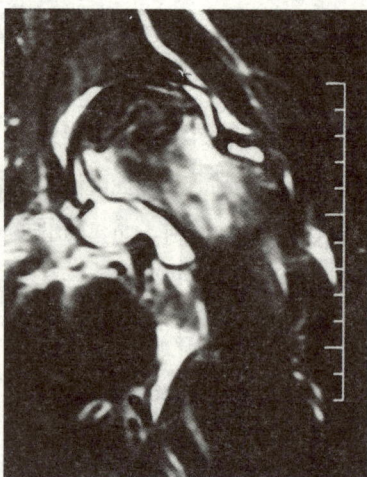

图 13　股骨头坏死合并股骨头颈骨髓水肿

》股骨头骨髓水肿综合征与股骨头坏死鉴别困难吗？

骨髓水肿是以骨基质水肿、纤维组织增生和炎性细胞浸润为主要病理表现的一种征象。其主要是由病变组织血管过多、灌注过度、水的外渗作用等造成。它是一个基本的病理现象，是非特异性的，在许多疾病的骨髓位置上均可见到，如感染、应力性骨折、一过性骨质疏松、肿瘤等。股骨头骨髓水肿综合征又称髋关节一过性骨质疏松，是一种病因未明、以髋关节骨质疏松为特征的自限性疾病，多在中年发病，男性多于女性，单侧受累。临床表现为无明显诱因的进行性髋部疼痛、跛行、髋关节旋转活动受限。X 线片显示患侧髋关节明显骨萎缩，关节间隙正常，股骨头内骨小梁结构均匀性模糊，但没有囊性改变和软骨下骨硬化带及"新月征"形成。核磁共振表现为广泛、均匀的骨髓水肿，信号改变可达股骨颈和大转子。自然病程半年至 1 年，临床症状消失，X 线和核磁共振等检查完全恢复正常（图 14）。股骨头骨髓水肿综合征与股骨头坏死的预后和治疗完全不同，目前以对症治疗为主（股骨头坏死是以早期手术治疗为主），治疗对策包括减轻负重、应用温和的镇痛药和非类固醇类消炎药、物理疗法等。股骨头骨髓水肿综合征与股骨头坏死的鉴别要点在于后者股骨头软骨下区内出现带状或环状低信号带特征性改变。

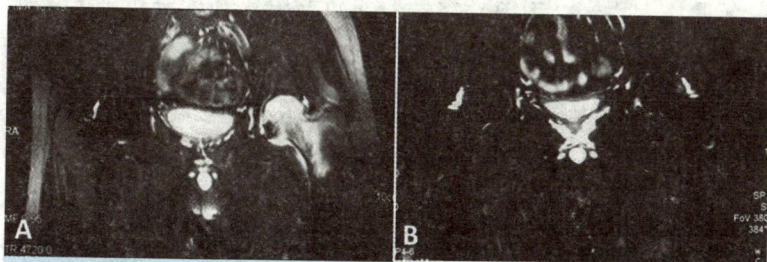

图 14　股骨头骨髓水肿综合征发病时与发病后核磁共振比较
A. 发病时；B. 发病半年后恢复正常

》 **为什么股骨近端骨转移瘤容易误诊为股骨头坏死？**

　　股骨头坏死通常可通过核磁共振和双髋关节前后位和蛙式位 X 线片明确诊断。对部分病因不明确且股骨近端核磁共振特征性表现不典型者，需排除股骨近端骨肿瘤。其中股骨近端骨转移瘤核磁共振表现为骨髓水肿，最容易与股骨头坏死相混淆。

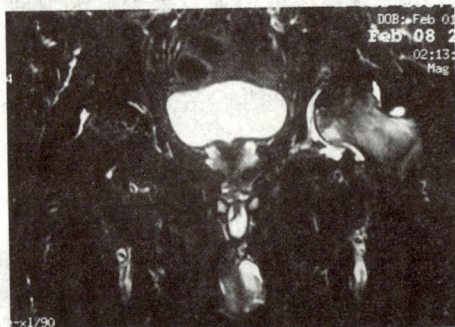

图15　肺癌股骨近端骨转移瘤

股骨近端骨转移瘤（图15）多为肺癌、乳腺癌等恶性肿瘤骨转移，预后差。全身骨扫描、股骨头颈病灶内髓芯病理活检术、骨髓穿刺病理活检等可明确股骨近端骨转移瘤的诊断。

》 儿童股骨头坏死常见原因是什么？

近几十年来，国内外学者对儿童股骨头坏死进行了大量研究，但其病因和发病机制仍不十分清楚。一般认为儿童股骨头坏死可能与外伤、感染、骨骺发育不良、先天畸形、长期或大量使用激素及反应性血管栓塞等有关。

》 为什么男孩股骨头坏死的发生率比女孩高得多？

儿童股骨头骨骺的血液供应主要依靠外骺动脉和下干骺动脉。一般9岁以后直至老年靠外骺动脉和来自圆韧带的内骺动脉供应；5～9岁时仅由一支外骺动脉供应，在此期间若股骨头骨骺受到某种创伤，虽不足以骨折，却可引起血供障碍，从而导致股骨头骨骺缺血性坏死。另外，许多学者研究发现，儿童尤其男孩股骨头的营养血管在解剖上存在着先天性异常和缺陷。5～9

岁的儿童圆韧带动脉尚未参与供应股骨头血液循环，而来自干骺动脉的血液循环又被骺板阻挡而供应很少，只有外骺动脉是唯一的供应者。该动脉的走向自旋股内侧动脉发出后，经过后面转子窝关节囊，再转向外侧头与颈的交接处进入。该处的关节囊非常厚，间隙又很窄，因此该处的血管极易受压而栓塞。一旦动脉栓塞，则导致股骨头骨骺的缺血性坏死（图16）。另外，男孩的股骨头

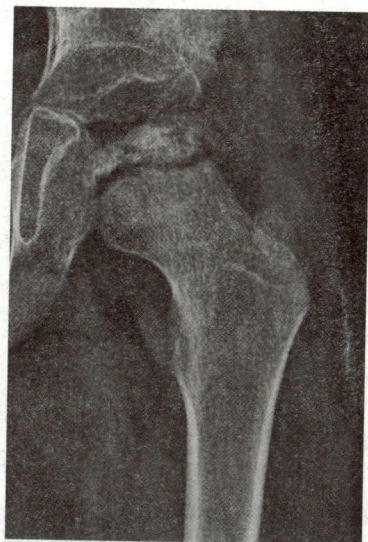

图16　儿童股骨头骨骺缺血性坏死

内外血管吻合弓的变异较大，甚至缺如，故男孩发病率比女孩高得多。

》 儿童早期股骨头坏死有哪些症状？

跛行和患髋疼痛是本病的主要症状，跛行是典型的疼痛性跛行步态，即患儿为缓解疼痛所采取的保护性步态。儿童股骨头坏死早期表现为腹股沟区、大腿内侧、髌上或臀部疼痛，走路过久或跑跳时疼痛加重，休息后减轻。部分患儿早期可无症状或仅有轻微症状，有时只有轻微步态异常。

》 什么是儿童股骨头缺血性坏死？

儿童股骨头缺血性坏死是与成人股骨头坏死截然不同的两种

31

疾病，是一种可治愈的自限性疾病，自然病程为 2～4 年，病愈后往往遗留不同程度的畸形。患儿出现股骨头增大扁平、菌状畸形，股骨头向外半脱位，干骺端变宽，呈广泛囊性变，股骨颈变宽、变短，前倾角变小，髋关节内翻，大、小转子向上移位，形成扁平髋。

》什么是扁平髋畸形？

扁平髋畸形是指儿童原发性股骨头坏死修复后髋关节形态学改变的病理过程。儿童原发性股骨头坏死又称 Perthes 病，发病

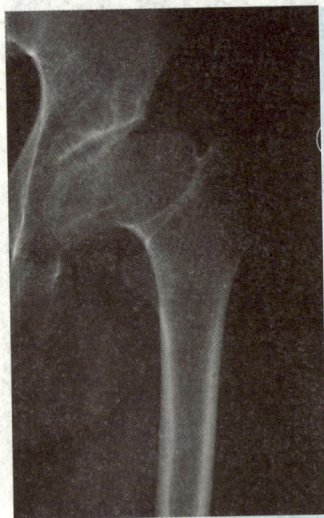
图 17　扁平髋畸形 X 线表现

年龄为 2～12 岁，4～8 岁最多见，尤以男孩多见。大部分为单侧发病，由于儿童期骨坏死的修复能力很强，修复后表现为股骨头不同程度的扁平样改变，髋臼覆盖亦受到较大影响，但是几乎不影响关节软骨，关节间隙变化不大。成年后，由于髋关节负重应力的改变，最终导致髋关节骨性关节炎。典型的 X 线特点为股骨头不同程度的扁平畸形，股骨头下缘出现"绳襻征"，股骨颈很短，大转子高位，髋臼继发性覆盖不良（图 17）。

》股骨头内囊性改变是股骨头坏死的特征性改变吗？

很多髋关节疾病均会出现股骨头内囊性改变，如髋臼发育不

良、髋关节骨关节炎、儿童原发股骨头坏死继发扁平髋畸形等，然而上述疾病股骨头内囊性改变均不是其主要病理改变。因此，股骨头内出现囊性改变不一定是股骨头坏死。股骨头坏死的特点是囊性改变范围大，不规则形态多位于股骨头的外上前方负重区。

》 髋关节炎与股骨头坏死最重要的鉴别要点是什么？

不同致病原因的髋关节炎虽然有各自的形态学特点，但髋关节间隙狭窄是其共同特点，且为主要病理改变。髋关节炎即使出现股骨头囊性改变，亦多呈相对规则的囊性改变，且几乎不出现塌陷（图18）。而股骨头坏死的特点是囊性改变范围较大，形状不规则，多位于股骨头的外上前方负重区，股骨头塌陷变形，关节间隙变化在后，是继发性改变（图19）。

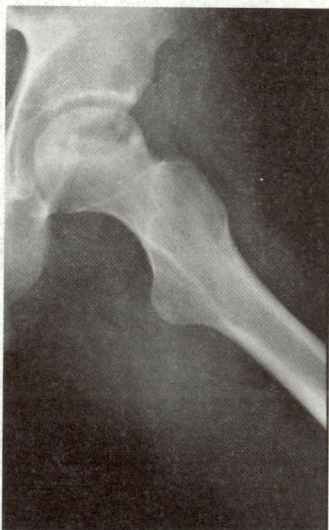

图18　坏死股骨头内囊性变范围较大，且多位于负重区

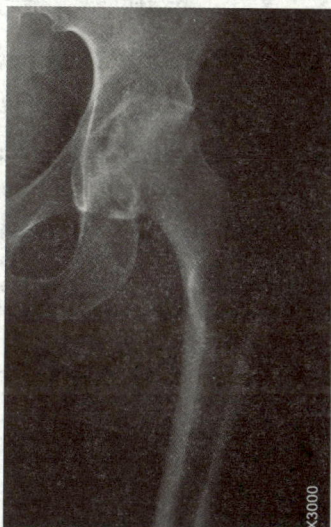

图19　髋关节间隙狭窄是髋关节炎的特征性改变

股骨头坏死的保守治疗

》 股骨头坏死可以通过限制负重治愈吗？

限制负重包括部分负重和完全不负重，要求患者扶双拐甚至绝对卧床。股骨头坏死单纯避免负重的治疗效果并不理想，失败率>80%。这是因为股骨头坏死的修复是通过坏死周围正常骨质逐渐向沙砾样或脂肪样改变的坏死灶包裹修复，中等或大面积股骨头坏死的修复过程极为缓慢，可能需要10年以上或更长时间，患者几乎不可能在坏死灶修复前保持完全不负重。骑自行车或开车代步均为限制负重的方法。目前，限制负重仅为保留关节手术治疗股骨头坏死的重要康复措施，术后较长时间的限制负重可明显提高股骨头坏死保留关节手术的成功率。

》 "偏方""秘方"可以治愈股骨头坏死吗？

所谓的"偏方""秘方"常被非正规医院用于股骨头坏死的治疗，其"治疗成功"通常是因为：①诊断错误。将根本不是股骨头坏死、不会发生股骨头塌陷的髋部疾患诊断为股骨头坏死（最常见原因）。②坏死区位于股骨头非负重区（股骨头后内侧）的股骨头坏死不会塌陷。③治疗随访过程中仅有髋关节前后位片，缺少髋关节蛙式位片，不能细致观察股骨头前方的坏死和塌陷。

》治疗股骨头坏死的正规药物有哪几类？

目前股骨头坏死常用的正规药物包括：①中医中药：中医学认为，股骨头缺血坏死属"骨蚀"范畴，治疗原则以活血化瘀、益气通络为主。②抗凝药物：包括依诺肝素、华法林、前列地尔脂微球等。③双膦酸盐类：如阿仑膦酸钠。④降血脂药物：如他汀类药物。⑤血管扩张剂：（前列素类药物）如伊洛前列素。

》怎样使用阿仑膦酸钠治疗股骨头坏死？其机制如何？

双膦酸盐是一类与含钙晶体具有高度亲和力的人工合成化合物，现在主要用于防治以破骨细胞性骨吸收为主的各种代谢性骨病，以及转化型骨质疏松症。该类药物被认为可抑制破骨细胞活性，减少死骨修复时破骨细胞活力，增加对股骨头机械强度的破坏，促进矿化，增加骨强度，预防股骨头破坏和塌陷。阿仑膦酸钠应用于塌陷前股骨头坏死可明显改善髋关节功能、降低髋关节塌陷率和关节置换率，而应用于塌陷后股骨头坏死也能延迟关节置换的时间。研究发现，服用阿仑膦酸钠后，股骨头坏死患者血液中反映骨吸收的生化标志物水平较反映骨形成的生化标记物水平显著降低。

目前，阿仑膦酸钠常用于髓芯减压保留关节手术后的辅助治疗（10毫克/天，清晨坐立位或站立位空腹口服，服药半小时后才能平卧，疗程1～3年）。阿仑膦酸钠较常见的副作用为皮肤瘙痒，部分患者因不能耐受而停药；文献中有发生下颌骨坏死等并发症的报道。

》 为什么股骨头坏死可使用抗凝血药物治疗？

由高血栓形成倾向和低纤溶作用介导的静脉血栓形成可导致骨内静脉压升高，进而损害动脉血运，形成骨内低氧、骨坏死。出血功能紊乱、纤溶功能损害、脂蛋白升高、血小板活力增加及纤维蛋白原轻度升高与成人股骨头坏死的发生相关。纤维蛋白溶酶原激活剂活性升高，介导纤维蛋白溶解作用降低是特发性股骨头坏死的常见原因。目前，用于防治激素性股骨头坏死的抗凝药物主要有蚓激酶、血小板活化因子、低分子右旋糖酐、阿司匹林、藻酸双酯钠等。采用抗凝药物华法林和低分子肝素治疗伴有高凝血、低纤溶状态凝血功能紊乱引起的塌陷前股骨头坏死，能够抑制或阻止股骨头坏死的进展。

》 血管扩张剂可以治疗股骨头坏死吗？

血管扩张剂伊洛前列素是一种对前列环素受体有高度亲和力的合成物质，与内源性前列环素有相同的药理学特性，并且抑制血小板聚集等作用进一步加强。伊洛前列素可扩张动静脉，稳定血管内皮细胞，降低血小板、中性粒细胞和红细胞的活力，并能通过降低末梢血管床的静脉压力，影响血流动力学平衡，治疗骨髓水肿，预防骨髓水肿的复发。伊洛前列素虽不能治愈进展期股骨头坏死，但可以改善股骨头血运，减轻患髋疼痛，改善功能。通常用于单纯股骨头骨髓水肿综合征和伴骨髓水肿的股骨头坏死。

》 降脂药物在治疗股骨头坏死中是如何发挥作用的？

糖皮质激素引起的脂质代谢紊乱是股骨头缺血性坏死的诱因

之一。目前认为，糖皮质激素通过体内脂肪动员和组织细胞对血液中脂肪的抑制而诱发高脂血症，同时还能诱导骨髓干细胞向脂肪细胞分化，最终导致股骨头内脂肪栓塞和微血栓形成，骨组织缺血坏死。他汀类药物是三羟基–三甲基–戊二酰辅酶A还原酶抑制剂，能竞争性地抑制胆固醇生物合成限速酶，增加肝细胞低密度脂蛋白受体的表达，减少富含三酰甘油脂蛋白的合成和分泌，抑制抗磷脂抗体介导的血管内皮炎症前和凝血前特性。研究发现，在开始大剂量使用激素的同时即服用他汀类药物（洛伐他汀、氟伐他汀、阿伐他汀等）可促进骨髓间充质干细胞向成骨细胞分化，预防骨坏死的发生。

》 早期股骨头坏死生物物理学治疗的方法有哪些？

生物物理学治疗方法仅为早期股骨头坏死的辅助治疗手段。其方法包括脉冲电磁场刺激疗法、体外震波疗法、高压氧疗法等。

》 为什么脉冲电磁场刺激疗法可以用于早期股骨头坏死的治疗？

脉冲电磁场疗法对促进骨折愈合是一种行之有效的治疗方法，其治疗股骨头坏死的机制为：①改善局部微循环，在局部炎症控制过程中起重要作用。②通过体液免疫积聚骨生长因子，提高成骨细胞的活性，刺激新生血管和新骨的形成，促进骨折愈合，有利于股骨头坏死区域的修复。③软骨保护作用。高频螺旋脉冲电磁场被认为是股骨头坏死Ⅰ期或Ⅱ期的重要辅助治疗手段，可改善微循环，促进血管向坏死灶长入，促进成骨活性，预防骨小梁骨折和软骨下骨的塌陷，迟延股骨头坏死行关节置换术的时间，对缓解疼痛症状有较好的疗效，可作为髓芯减压治疗早期股骨头坏死的辅助手段。

》 超声波可以治疗股骨头坏死吗？

超声波在临床上主要用于泌尿系统和肝胆系统结石的体外碎石，近年来被用于治疗早期股骨头坏死。超声波的目的是造成股骨头坏死灶边缘的硬化带微骨折，消除硬化带对血管长入的阻挡，从而促进修复，可作为髓芯减压治疗早期股骨头坏死的辅助手段。

》 高压氧治疗股骨头坏死真的有效果吗？

高压氧能够改善氧和作用，减轻水肿，诱导血管形成，降低髓内压和改善微循环，治疗股骨头坏死有一定效果。

》 为什么大多数医生不建议股骨头坏死患者接受保守治疗？

迄今为止还没有真正找到一种疗效确实可靠、可以治愈股骨头坏死的药物。保守治疗的整体失败率为 80%～92%，与非治疗组相当。目前非手术疗法仅建议适用于 1A 期（坏死范围小于15%）或坏死区位于非负重区的股骨头坏死。

股骨头坏死的微创髓芯减压术

》 股骨头坏死手术可分为哪两种方式？

手术是治疗股骨头坏死最有效的方法，大体分为"保头"手术和人工关节置换术两种。通常认为，早中期股骨头坏死可选择行"保头"手术，晚期股骨头坏死适合行人工关节置换术。

》 如何把握股骨头坏死各期治疗的原则？

中国人民解放军第 307 医院对股骨头坏死各期的治疗原则：

0 期：行微创经皮多孔道细针减压术

Ⅰ期：稳定的 1 期——坏死范围小，行微创经皮多孔道细针减压术

不稳定的 1 期——坏死范围大，行微创可控式铰刀扩大髓芯减压术 ± 人工骨植入术

Ⅱ期：稳定的 2 期——坏死范围小，患者疼痛不明显，行微创可控式铰刀扩大髓芯减压术 + 人工骨植入 ± 钽棒植入术

不稳定的 2 期——坏死范围大，患者疼痛明显，行微创可控式铰刀扩大髓芯减压术 + 人工骨植入 ± 钽棒植入术（慎用）

Ⅲ期：稳定的 3 期——患者较年轻，坏死股骨头塌陷范围小

于 4mm，塌陷发生时间较短，CT 检查显示股骨头坏死部位囊性变较少且增生硬化明显，行微创可控式铰刀扩大髓芯减压术＋塌陷部位复位＋人工骨植入 ± 钽棒植入术，术后不主张早期负重

不稳定的 3 期——患者较年长，坏死股骨头塌陷范围大于 4mm，塌陷发生时间较长，CT 检查显示股骨头坏死部位囊性变较多且增生硬化不明显，行人工全髋关节置换术

Ⅳ期：股骨头塌陷且关节间隙狭窄——行人工全髋关节置换术

》常用的股骨头坏死"保头"手术有哪些？

对于早中期股骨头坏死，保存关节的手术（"保头"手术）可有效限制和阻止坏死继续进展，常用的手术包括单纯髓芯减压术、髓芯减压及植骨术、髓芯减压结合钽棒植入术、髓芯减压结合带血管蒂游离腓骨移植术及经股骨转子旋转截骨术等。

》为什么说髓芯减压术是早中期股骨头坏死"保头"治疗的金标准？

目前，髓芯减压术（图 20）仍然是治疗早中期股骨头坏死的金标准，并被国内外正规医院所采用，其原因有以下几种：①髓芯减压术治疗股骨头坏死的理论基础科学合理。②髓芯减压术治疗股骨头坏死手术后长期临床随

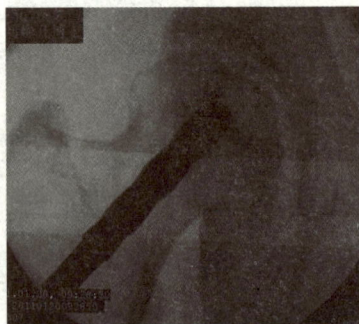

图 20 股骨头坏死髓芯减压术

访疗效较为优良。③髓芯减压术治疗股骨头坏死术后长期影像学观察结果较可靠。④髓芯减压术治疗股骨头坏死已通过大量动物实验的验证。

》 为什么说髓芯减压术是早中期股骨头坏死"保头"治疗最常用、有效的方式？

髓芯减压是治疗早中期股骨头坏死争议较少的手术方式，已被广泛接受。Mont 等对发表于 1995 年前的 24 篇文献中 1206 例行该术式的病例进行分析，其中 Ficat I 期的股骨头坏死成功率可达 84%，而 Ficat II 期的为 65%。近年来，多种改良的髓芯减压术极大地提高了早中期股骨头坏死手术的成功率。

》 为什么髓芯减压能治愈早中期股骨头坏死？

通过对临床标本病理切片观察和核磁共振图像分析，已经明确非创伤性股骨头坏死存在骨髓脂肪化。发生脂变的股骨头骨髓内脂肪细胞肥大，脂肪组织增生，逐渐压迫和取代红骨髓。与人体其他骨骼相比，股骨头髓腔是一个半封闭的空间，脂肪细胞的肥大增生必然引起髓内压力持续升高，使髓内血窦、毛细血管、小静脉受挤压。股骨头微循环障碍造成的缺氧又可引起髓内组织渗出、肿胀，加重髓内高压而形成恶性循环，引起骨内间室综合征，最终导致股骨头缺血而发生坏死。

髓芯减压的目的是改变股骨头的封闭状态，降低髓内压，疏通静脉淤滞，增加血流量，改善股骨头的血液循环，从而迅速减轻关节疼痛，启动创伤修复和骨愈合过程，促进坏死区的爬行替代，逆转和治愈早中期股骨头坏死。

》 髓芯减压术可以通过微创手术完成吗?

早中期股骨头坏死的最佳治疗方式为髓芯减压术。改良的微创髓芯减压术治疗股骨头坏死,手术切口由常规的 5 ~ 10cm 缩短为目前的 1 ~ 2cm,手术时间短,术中术后出血少,术后康复快,切口瘢痕小(图 21)。

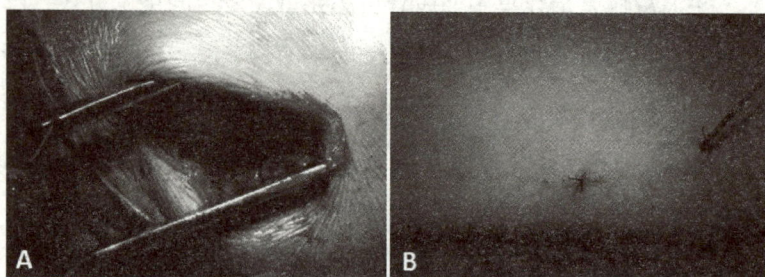

图 21 股骨头坏死髓芯减压术切口
A. 开放手术;B. 微创手术

》 改良微创髓芯减压术包括哪 10 种?

①股骨头坏死小直径多孔道细针髓芯减压术。②股骨头坏死大直径单孔道髓芯减压术。③股骨头坏死大直径单孔道髓芯减压术结合小直径多孔道髓芯减压术。④可控式铰刀分象限逐级扩大大直径髓芯减压术。⑤大直径单孔道髓芯减压后钽棒植入术。⑥大直径单孔道髓芯减压后人工骨植入术。⑦大直径单孔道髓芯减压 + 股骨头塌陷部位复位 + 人工骨或钽棒植入术。⑧大直径单孔道髓芯减压后吻合血管的游离腓骨移植术。⑨大直径单孔道髓芯减压后自体骨植入术。⑩大直径单孔道髓芯减压术后二次小直径多孔道细针补充减压术。

》 股骨头坏死大直径与小直径髓芯减压术如何定义？

根据髓芯减压术减压隧道直径的不同，股骨头坏死髓芯减压术大致可分为大直径粗钻头（8～12mm）髓芯减压术（图22）和小直径细克氏针（3.2mm或2.5mm）髓芯减压术。

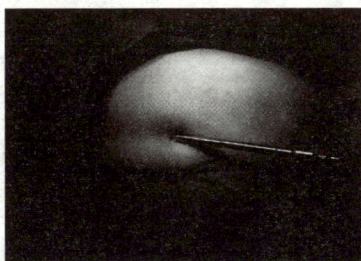

图22 股骨头坏死大直径粗钻头髓芯减压术

》 为什么股骨头坏死应该接受早期手术治疗？

股骨头坏死诊断和治疗越早，手术创伤越小，治疗代价越小，术后负重越早，手术成功率越高。

》 什么是0期股骨头坏死？0期股骨头坏死也需要手术治疗吗？

通常认为，非创伤性股骨头坏死一侧临床和影像学确诊后，影像学检查正常的另一侧则被定义为0期股骨头坏死，实则为高危期股骨头坏死。0期股骨头坏死需要在一侧已经确诊的股骨头坏死接受手术的同时行多孔道细针髓芯减压术（图23），目的是截断和逆转极早期股骨头坏

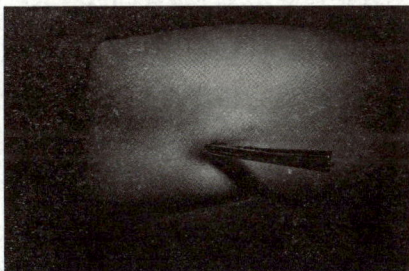

图23 0期股骨头坏死行多孔道细针髓芯减压术

死的进程。手术要点是在影像监视下，行股骨头负重区 8 ~ 12 枚细克氏针（2.5mm 或 3.2mm）髓芯减压，术后可刻负重。

》 微创多孔道细针髓芯减压术适用于哪一期股骨头坏死？

微创多孔道细针髓芯减压术适用于 0 期和 1A 期（极早期）股骨头坏死。0 期和 1A 期股骨头负重区行多孔道细针髓芯减压术（图 24）不影响股骨头强度，可有效降低骨内压，增加血流量，改善股骨头的血液循环，截断和逆转极早期股骨头坏死的进程。多孔道细针髓芯减压术也适用于中期股骨头坏死的二次减压。

图 24　早期股骨头坏死行多孔道细针髓芯减压术

》 大直径髓芯减压治疗股骨头坏死的手术技巧有哪些？

首先，股骨头负重区坏死部位的准确、彻底减压是提高髓芯减压手术疗效的关键。其次，髓芯减压术中避免发生股骨头软骨下骨穿透等并发症是提高股骨头坏死髓芯减压手术疗效的重要保障。此外，髓芯减压后打压植入人工骨、髓芯减压后钽金属棒的植入、大直径髓芯减压后结合多孔道细克氏针负重区补充减压、髓芯减压结合吻合血管的游离腓骨移植等措施均会提高股骨头坏死髓芯减压术的疗效。

》 髓芯减压术后加快坏死区修复的方法有哪些？

髓芯减压术后，原股骨头内坏死区域被刮除，缺损部位可通过植入自体骨、同种异体骨、人工骨，添加生长因子，辅助超声波等生物物理治疗方法，以及服用活血化瘀的中成药等措施来加快坏死区的修复速度，提高修复质量。

》 髓芯减压术后如何使股骨头坏死区软骨下骨获得良好支撑？

股骨头坏死大孔径髓芯减压术后，软骨下骨必须获得有效的结构性支持才能早期负重。有效的结构性支撑可通过在髓芯减压骨隧道内植入自体或同种异体骨、人工骨或钽金属骨小梁棒而获得。然而，即使通过以上手术，坏死区软骨下骨获得了有效支撑，仍不提倡过早负重。患者必须定期随访，根据术后影像学复查结果，个体化决定部分和完全开始负重的时间。

》 髓芯减压术治疗股骨头坏死成功的关键是什么？

髓芯减压治疗早中期股骨头坏死手术成功的关键是对股骨头内负重区（前外上方）坏死骨准确、彻底地刮除和减压（图25）。

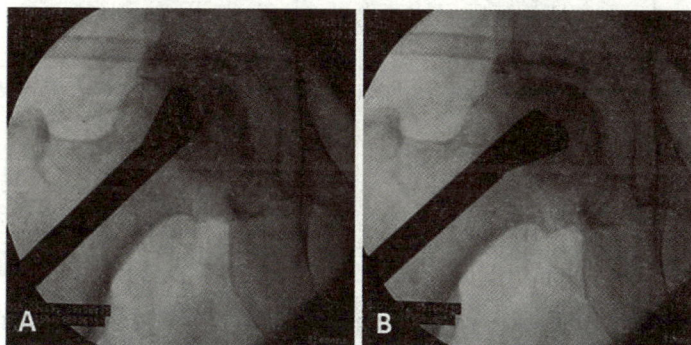

图25 可控式扩大铰刀行股骨头负重区坏死部位准确、彻底减压

》 影响髓芯减压治疗股骨头坏死手术成功的要素有哪些?

髓芯减压是治疗早中期股骨头坏死手术的金标准,该手术成功的要素包括以下几点:①手术适应证的正确选择。②手术方案的个体化制定。③手术过程准确、精细完成。④术后获得全程随访和康复指导。⑤患者具有良好的医嘱执行能力和顺应性。

》 为什么髓芯减压治疗股骨头坏死手术中必须充分转透硬化骨?

股骨头坏死后会出现坏死区周围反应性充血、毛细血管增生的再通。毛细血管再生后包绕侵入坏死区域,显示坏死区域的修复过程启动。这一修复过程包括骨坏死的吸收和新骨形成,反映到放射影像的变化即为股骨头坏死区域周围骨的硬化。然而,坏死带周围新骨形成和硬化会闭塞修复过程中产生的毛细血管,导致修复过程静止。因此,髓芯减压治疗股骨头坏死手术中必须充分转透股骨头坏死区周围的硬化骨。

》 髓芯减压治疗股骨头坏死手术中充分转透硬化骨的技巧有哪些?

髓芯减压治疗股骨头坏死手术中充分转透硬化骨的技巧包括以下几点:①带角度的长柄刮匙经髓芯减压隧道反复刮除硬化骨。②可控式扩大铰刀分区域刮除硬化骨。③大直径单孔道钻头结合小直径多隧道克氏针转透硬化骨。④同一微创切口大直径中空钻双孔道转透股骨头坏死区硬化骨（图 26）。

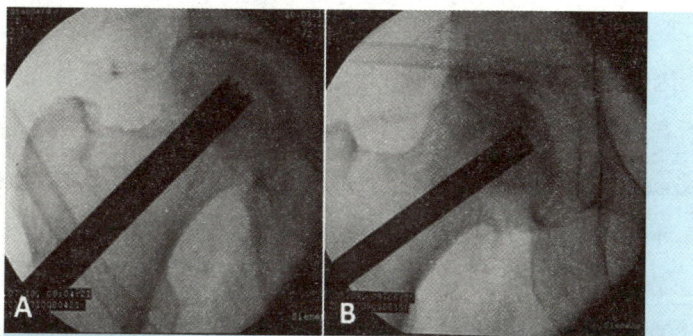

图 26　同一微创切口大直径中空钻双孔道转透股骨头坏死区硬化骨

》 股骨头坏死髓芯减压"保头"手术的预后因素有哪些?

股骨头坏死髓芯减压"保头"手术的预后因素包括患者术后是否继续使用激素、患者术后是否酗酒、患者是否患有慢性全身性疾病、股骨头坏死的范围、股骨头坏死是否已经塌陷、股骨头是否伴有全头颈骨髓水肿（图 27）、术后开始负重的时间、股骨头坏死术前的分期。此外，手术医生的精细操作和患者术后是否获得良好的康复指导也是影响股骨头坏死"保头"手术成功的重要因素。

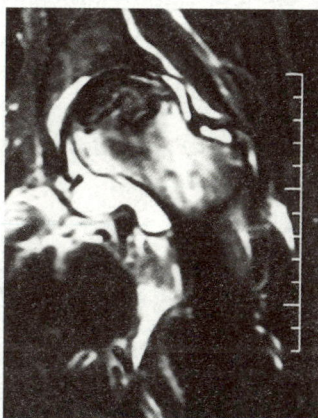

图 27　股骨头全头颈骨髓水肿是股骨头坏死"保头"手术的不良因素

》预测股骨头坏死"保头"手术后塌陷的方法有哪些?

股骨头坏死后是否出现塌陷对"保头"手术的预后至关重要，因此，有效地预测股骨头塌陷无疑对治疗方法的选择和预后判断有重要意义。目前，文献中预测股骨头塌陷的方法基本是基于股骨头坏死体积的大小，最常用的方法有 3 种：坏死容积测量法、坏死角度测量法和坏死指数法。通常，股骨头内坏死体积越大，塌陷的可能性越大。与股骨头坏死体积大小相比，股骨头坏死灶的位置、硬化带的多少、股骨头颈骨髓水肿的程度同样意义重大。一般来说，位于股骨头前外上方的坏死灶股骨头塌陷的可能性大，坏死灶小而硬化带广泛股骨头塌陷的可能性大，伴有广泛股骨头颈骨髓水肿及关节囊积液的股骨头塌陷的可能性较大。

股骨头坏死髓芯减压人工骨植入术

>> **什么是植骨术？股骨头坏死髓芯减压后常用的植骨术有哪些？**

　　植骨术可提供结构性支持，允许股骨头软骨下骨再塑形。髓芯减压后股骨头坏死常用的植骨术可分为自体或同种异体的松质骨移植（图28）、骨软骨移植、不带血管蒂皮质骨移植、带肌蒂骨移植、带血管蒂的髂骨和吻合血管的游离腓骨移植及人工骨植入等。

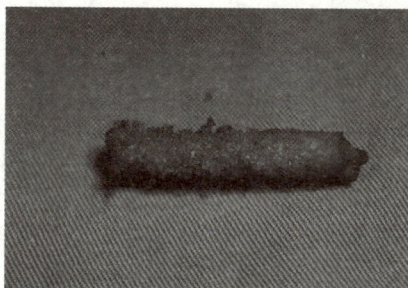

图28　大直径中空钻行股骨头髓芯减压获得的正常松质骨可回植坏死区

>> **为什么说"保头"手术中髓芯减压后人工骨植入目前最流行？**

　　股骨头坏死髓芯减压后人工骨植入术治疗早中期股骨头坏死

49

成功率较高，安全性好，无致残性，其整体效果优于股骨头坏死髓芯减压钽棒植入术、股骨头坏死髓芯减压游离血管移植术等"保头"手术，目前为早中期股骨头坏死"保头"手术中首选的治疗方式。

》 骨的生物学特征是什么？

骨是由水、有机成分和无机盐构成的。其中有机成分包括细胞、Ⅰ型胶原和各种大分子，无机成分主要由羟基磷酸钙构成，占骨干重的 70%。磷酸钙以结晶复合体形式存在，称为羟基磷灰石。碳酸钙、氟、钠、镁和其他微量元素亦少量存在。骨结构的完整性，特别是抗压强度，直接取决于骨的矿相状态。活骨的矿相处于稳定的沉积和转换平衡，以产生适应负荷的动力性结构支撑，这就是 Wolff 定律。

》 骨移植后为什么能成骨？

常用的骨移植物包括自体骨和同种异体骨。骨移植的成骨机制包括自身成骨作用、骨诱导作用和骨传导作用。

新鲜自体骨移植物浅表的成骨细胞，在移植早期依靠组织渗液的营养而存活，并产生新骨，即自身成骨作用。新鲜同种异体骨移植后的存活细胞具有早期成骨能力，但因免疫排异反应，移植骨中供体来源的细胞被杀死，早期成骨被吸收，因此，新鲜同种异体骨的自身成骨作用是很有限的，不具有自身成骨能力。

1965 年，Urist 等将不同方法制成的脱矿骨植入动物肌肉，观察到异位成骨现象，证实了骨诱导作用的存在。骨诱导成骨活性和宿主对诱导成骨物质的反应，在不同种属间有明显差异。

骨传导作用也就是支架作用，是移植物周围组织床的血管、骨祖细胞沿植入物的机械引导侵入其内部的过程。新鲜自体骨具有骨传导作用，其他无存活细胞的植入物，如库存同种异体骨、玻璃、陶瓷、塑料等也具有骨传导作用。骨传导作用仅见于移植物植入骨骼系统内，若将无活性的植入物（无自身成骨作用和骨诱导活性）植入骨骼系统以外，仅能引起纤维组织替代，形成瘢痕。

》 骨移植替代材料的主要特性是什么？

骨移植替代材料的特性包括以下 3 点：①骨传导性。可提供被动的多孔支架，支持或引导骨形成。代表材料包括硫酸钙、陶瓷、磷酸钙水泥、胶原、生物活性玻璃、合成聚合物等。②骨诱导性。可诱导干细胞分化为成骨细胞。代表材料包括脱钙骨基质、骨形态发生蛋白、生长因子、基因治疗等。③成骨性。提供具有成骨功能的干细胞，可直接产生新骨骨髓复合特性。

》 什么是骨形态发生蛋白 –2（BMP–2）？

骨形态发生蛋白质（BMP）是一种诱导成骨生长因子，能够诱导体内间充质干细胞定向分化为成骨细胞，参与骨和软骨发育重建过程，加速骨缺损的修复和骨融合。BMP 是从脱钙骨基质提取物中分离得到的一种有活性的蛋白质，属于转化生长因子 –β（TGF–β）超家族的成员，其中 BMP–2 是诱导成骨能力最强的，重组人骨形态发生蛋白 –2（rhBMP–2）已广泛应用于临床，在股骨头坏死髓芯减压、椎体间融合、骨缺损的治疗方面取得了较好的疗效。

》 加入和未加入重组人骨形态发生蛋白 –2 的髓芯减压打压植骨术治疗股骨头坏死疗效有区别吗？

股骨头坏死在临床中的治疗方法大致分为保守治疗和手术治疗，其中手术治疗又以微创髓芯减压"保头"治疗更被广大患者所接受，股骨头坏死髓芯减压人工骨打压植入手术在临床中应用广泛。经过临床论证，加入和未加入重组人骨形态发生蛋白 –2 的股骨头坏死髓芯减压人工骨打压植入手术的疗效差别显著。临床实验证明，加入 rhBMP–2 组的股骨头病灶修复的完全性及硬化骨数量明显优于未加入 rhBMP–2 组。重组人骨形态发生蛋白 –2 在股骨头坏死"保头"治疗中疗效确切，是一种值得肯定的骨修复材料。

》 人工合成复合骨移植替代材料需具备哪些性能？

由于对活骨化学、生物特性的不断了解，人们更有能力设计和开发出模仿这些特性的材料。理想的骨移植替代材料应当具有成骨性、生物相容性、可吸收降解、可提供结构支撑、临床使用方便、价格低廉等特点。根据其具体用途，一些特性要比其他的特点更重要。复合材料移植物是具有骨传导性的基质与骨诱导和成骨活性物质的组合，有可能替代自体骨。

≫ 髓芯减压人工骨植入术的最佳适应证是哪期股骨头坏死？

微创髓芯减压人工骨植入最适合 1 期、2 期股骨头坏死。笔者在大量成功病例的基础上采用微创髓芯减压人工骨植入塌陷部位复位治疗塌陷小于 4 ~ 5mm 的稳定 3 期股骨头坏死，也获得了成功。

≫ 髓芯减压人工骨植入术最适合哪个年龄段的股骨头坏死患者？

微创髓芯减压人工骨植入术适用于 18 岁以上成人股骨头坏死，老年早中期股骨头坏死患者也可以选择。

≫ 股骨头坏死髓芯减压后植入的人工骨必须具备哪些特点？

股骨头坏死髓芯减压后植入的人工骨（图 29）应具备以下特点：①无任何免疫和排异反应。②具有天然骨分级结构和天然骨的多孔结构。③具有天然骨相似的弹性模量。④亲水性。⑤骨传导能力强。⑥促进骨再生。⑦具有与人体松质骨相似的强度。

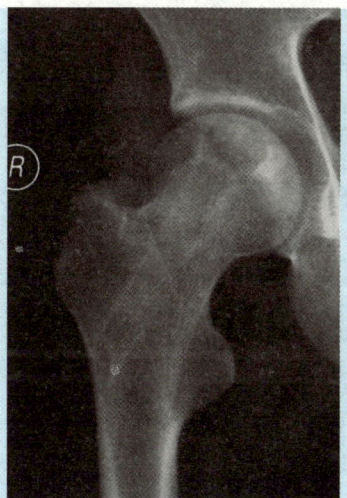

图 29　髓芯减压后植入人工骨

》 行微创髓芯减压人工骨植入术的患者需住院多久？

采用微创切口进行股骨头坏死髓芯减压人工骨植入术，术中创伤小，术后恢复快，通常需住院 10 天左右。

》 为什么微创髓芯减压人工骨植入术治疗早中期股骨头坏死最安全有效？

微创髓芯减压人工骨植入术被证明是早中期股骨头坏死治疗中最安全、最常用的手段。原因如下：①股骨头坏死行微创髓芯减压人工骨植入术手术切口仅需 1～2cm，术中出血少、无需输血，术后康复快。②微创髓芯减压人工骨植入术后即使股骨头发生轻度塌陷，仍可行经皮多孔道细针减压的二次补充手术。③微创髓芯减压人工骨植入手术后股骨头可能发生程度不严重的塌陷，多数患者仍能耐受。④髓芯减压人工骨植入术无需取患者自体骨，无任何致残性。⑤髓芯减压人工骨植入术可以结合附加生长因子及钽棒植入等技术使用。

》 股骨头坏死髓芯减压人工骨植入术选择哪种麻醉方式最理想？

股骨头坏死微创髓芯减压术和人工关节置换术的麻醉方式基本一样。常用的麻醉方式有全身麻醉（全麻）、硬膜外麻醉（半身麻醉）、硬膜外麻醉联合静脉麻醉和神经根阻滞麻醉。全麻时患者自始至终都处于睡眠状态；而硬膜外间隙阻滞麻醉（半身麻醉）只是患者的下肢处于麻醉状态，患者始终是清醒的；半身麻醉联合静脉麻醉时，患者在术中也可处于睡眠状态。通常选择股骨头坏死髓芯减压人工骨植入术者大部分为中青年患者，身体状况良好，基础疾病少，半身麻醉完全可满足手术的需要，且半身麻醉对人体的影响小、康复快，双侧同时起效，费用也较全身麻醉低很多。因此，股骨头坏死患者行髓芯减压人工骨植入术选择半身麻醉最合适。外周神经阻滞麻醉因仅阻滞外周神经支配的相应区域的感觉及运动，不阻断交感神经，故对血流动力学影响较小。但神经阻滞麻醉技术相对复杂，失败率较高。

》哪些股骨头坏死患者手术时不能选择半身麻醉？

半身麻醉又名硬膜外间隙阻滞麻醉，即将局麻药注入硬膜外腔，阻滞脊神经根，暂时使其支配区域产生麻痹，简称硬膜外阻滞、硬膜外麻醉。理论上讲，硬膜外阻滞可用于除头部以外的任何手术，但从安全角度考虑，该方法目前主要用于腹部及以下部位的手术，包括骨盆及下肢手术。股骨头坏死手术硬膜外麻醉的禁忌证：①低血容量、休克患者。②穿刺部位感染或者菌血症致硬膜外感染者。③低凝状态，近期使用抗凝药物未停用足够长时间者。④穿刺部位术后、外伤、畸形者，腰背部疼痛在麻醉后可能加重者。⑤患者及家属有顾虑者。⑥精神病、严重神经官能症及小儿等不合作患者。

》微创髓芯减压人工骨植入术的步骤是什么？

硬膜外麻醉（半身麻醉）成功后，患者取平卧位，采用C型臂X光机透视引导下经皮"徒手导向定位技术"，准确实现导针到达股骨头外前上方负重区，在股骨近端外侧做纵向切口，长2cm，空心钻沿导针穿透坏死区硬化带，到达软骨下骨下方

5mm。然后采用专利器械"塌陷股骨头坏死微创扩大髓芯减压复位的旋刮刀"分区域对股骨头内坏死区进行死骨和硬化带刮除，对3期塌陷型股骨头坏死病例采用长柄多角度顶棒进一步实现对塌陷区域的准确复位后，髓芯减压隧道内采用长柄植骨漏斗分区域打压植入人工骨。最后清点手术器械和敷料，放置引流管，冲洗切口，切口全层缝合2针（图30），手术结束。

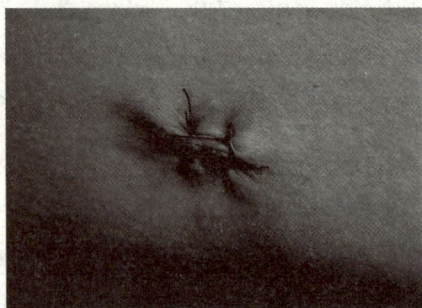

图 30　微创髓芯减压切口（长 2cm）

》 微创髓芯减压人工骨植入术住院期间如何进行康复锻炼？

患者术后用或者不用镇痛泵止痛。术后第1～2天卧床，拔出引流管，行患肢肌肉等长训练。第3～7天，行患髋部大腿理疗，练习坐起和足跟不离床的屈髋屈膝运动。第8～10天，练习扶双拐行走，患肢不负重。

》 微创髓芯减压人工骨植入术治疗费用是多少？

目前髓芯减压人工骨植入术花费包括住院费、检查费、治疗费、药费、手术费、护理费、康复费、人工骨材料费等，其费用高低与人工骨材料费密切相关。单侧股骨头坏死进口人工骨材料费为 3 万元左右，再加上手术及住院费用 0.5 万～ 1.0 万元，全部费用为 3.5 万～ 4.0 万元。如果患者经济条件不允许，可以选择国产人工骨植入材料。

≫ 如何避免微创髓芯减压人工骨植入术并发症的发生？

股骨头坏死髓芯减压人工骨植入手术安全性好，创伤小，无需输血，术后并发症极少。周密的术前计划、准确的手术操作及医生处理手术不良事件的经验和能力，是降低股骨头坏死髓芯减压人工骨植入术术后并发症的关键。其并发症包括术中铰刀或导针断裂，钻头穿透股骨头，人工骨引发肺栓塞、术后感染（图 31）等。

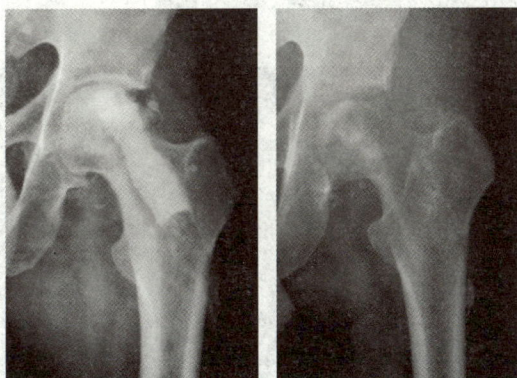

图 31 髓芯减压人工骨植入术后并发关节感染

≫ 微创髓芯减压人工骨植入术治疗股骨头坏死需要联合其他治疗吗？

髓芯减压人工骨植入术治疗股骨头坏死通常联合多孔道细针（4 ～ 12 枚）减压术，以达到坏死区彻底减压的目的。术后建议患者口服阿仑膦酸钠，每天 10mg，于清晨坐立位或站立位空腹口服，服药半小时后才能平卧，疗程 1～3 年。此外，髓芯减压人工骨植入术后的二次减压术也可明显提高股骨头坏死"保头"手术的成功率。

≫ 什么叫爬行替代？髓芯减压后植入的人工骨结局如何？

爬行替代是指游离自体植骨块上的大部分骨细胞死亡形成死骨，它仅作为新细胞向内生长的支架，最后被新骨完全替代。

股骨头坏死髓芯减压后植入的人工骨几个月至十几个月后可通过爬行替代转变为自体骨（图 32）。人工骨作为新细胞向内生长的支架，最后被新骨完全替代。经修复后的骨在人体生理应力下塑形后和人体自体骨完全一样，不会在体内留下植入物。

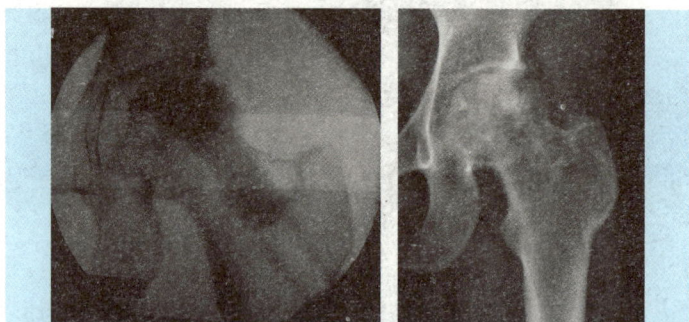

图 32 股骨头坏死髓芯减压人工骨植入术后 1 年被自体骨爬行替代

≫ 什么是股骨头坏死"保头"手术的二次减压术？

既往股骨头坏死保留关节手术后，如果股骨头继续发生塌陷伴髋关节疼痛，均建议行人工关节置换术。笔者临床实践表明，对随访过程中新发现的股骨头软骨下骨裂隙伴髋关节疼痛，可行股骨头负重区的二次减压术（图 33）。二次减压术与经皮多孔道细针减压术类似，通常采用直径为 2.5～3.5mm 的克氏针 4～12 枚，经皮穿入股骨头负重区后拔出，术后建议患者避免负重 3 个月。股骨头坏死保留关节手术的二次减压术可以再次激发股骨头内创伤修复过程，活化和聚集骨细胞和生长因子，降低股骨头内压力，疏通静脉淤滞，增加血流量，改善股骨头的血液循环，修复股骨头内新近发生的裂隙，迅速减轻关节疼痛，促进坏死区的爬行替代。目前，股骨头坏死保留关节手术的二次减压术也被广泛推荐用于随访过程中股骨头坏死修复较慢的病例。

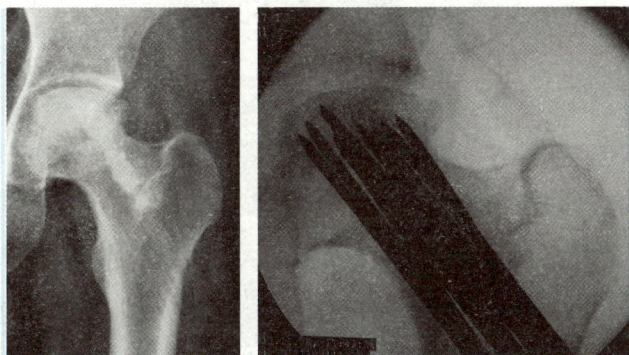

图 33　股骨头坏死髓芯减压人工骨植入术后 1 年行二次减压术

》 股骨头坏死微创髓芯减压人工骨植入股骨头塌陷部位复位术的特点是什么？

髓芯减压人工骨植入股骨头塌陷部位复位术（图 34）用于塌陷小于 4～5mm 的 3 期股骨头坏死，具有切口小（仅需 2～3cm）、术中创伤小、出血少、股骨头塌陷复位率高等特点，但复位后塌陷部位有再次塌陷的可能。

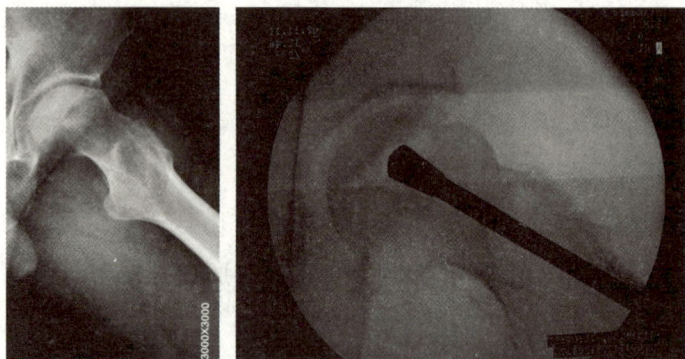

图34 塌陷型股骨头坏死髓芯减压术中行股骨头塌陷部位复位

》 股骨头坏死髓芯减压术后复诊和康复注意事项有哪些?

做过股骨头坏死髓芯减压术的患者,通常因为感觉短期内患髋疼痛完全消失,所以有急切要求患肢负重的愿望,但股骨头坏死髓芯减压坏死骨刮除后通常植入了人工骨或自体骨,需要一定时间的爬行替代,因此过早负重容易造成塌陷。股骨头坏死髓芯减压术后复诊和康复需注意的事项包括以下几点:

①术后12天拆线,拆线时需复查血细胞分析(血常规)、血沉、超敏C反应蛋白(或C反应蛋白)。

②术后1个月需复查血细胞分析(血常规)、血沉、超敏C反应蛋白(或C反应蛋白),以排除手术区的迟发性感染。

③术后需服用活血化瘀中药3～6个月,服用阿仑膦酸钠片1年半(清晨空腹服用,服用后半小时内不能平躺)。若服用阿仑膦酸钠片后出现皮肤瘙痒和胃部不适,需停药。

④术后3个月、6个月、9个月、12个月、18个月、24个月、

48 个月、36 个月、72 个月需摄 X 线，复查双髋关节前后位片和蛙式位片。

⑤术后 18 个月或 24 个月需复查髋关节核磁共振或 CT。

⑥康复期间患肢不能站立位负重，不能做仰卧起坐，不能做俯卧撑，不能做脚跟离床的直腿抬高动作，上厕所不能蹲便，不建议开车，不建议行康复自行车锻炼。

⑦具体负重时间应在复诊后由医生根据影像学检查结果决定。

⑧术后允许负重时间与术前股骨头坏死的分期、植入人工骨材料的性质、爬行替代的快慢，以及患者年龄、术后是否继续使用激素、酗酒等因素相关。

股骨头坏死人工髋关节表面置换术

》 微创无柄人工髋关节置换术的特点是什么？

微创无柄人工髋关节置换术又称为股骨头表面置换术，其特点包括以下几方面：①无柄股骨端保留了股骨颈的解剖学和生物力学特性，不切除股骨颈，在力学、生物学方面都更加仿生。由于股骨端不扩髓，故不会发生髓腔内感染、骨吸收和骨溶解、柄下沉、股骨干骨折等并发症。②术中保留股骨颈正常颈干角和股骨颈前倾角，使术后人工髋关节恢复到接近于正常的股骨颈干角和股骨颈前倾角。③由于无柄髋关节置换术过程中只切除有病变的股骨头，对骨质和血供的保存较好，这也是生物固定最重要的基础。④由于保留了股骨颈，年轻患者进行置换后，其二次置换和返修都更加容易，因此适应证也更加广泛，明显扩大了在20～45岁患者中的临床应用。

》 什么是人工股骨头表面置换术？

人工股骨头表面置换术又称半髋表面置换术，有单极、双极之分。最早的单极假体是将假体用骨水泥固定在修整为半球形的股骨头上，但这种假体口大底小，易于出现松动及内翻脱位。Luck 将股骨头杯加深，同时将杯的内面设计成圆柱形，以减少杯内翻的发生。Townley 在杯的凹侧增加了一个短柄（图 35），用以插入股骨颈，辅助对线和（或）增加固定效果。与单极不同，双极存在臼软骨面与臼杯和臼杯与头杯两个活动面，理论上增加了关节的活动范围及稳定性。目前，各方报道的人工股骨头表面置换术的临床效果略有差异。

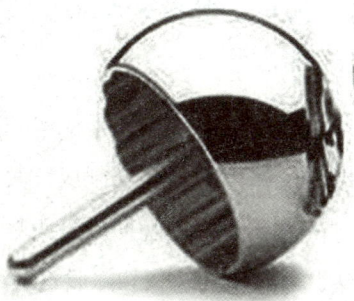

图 35　人工股骨头表面置换假体

》 人工股骨头表面置换术具有哪些优势?

　　人工股骨头表面置换术是用植入物替代关节表面，保留髋臼与股骨头的大部分软骨下骨，不侵及股骨颈和股骨髓腔的手术，在完成治疗的同时，尽可能保留正常的生理解剖结构与关系。首先，由于保留了部分股骨头和股骨颈，为手术失败后的补救提供了多种选择，如关节融合术、假关节成形术、再次表面置换术、与原髋臼假体匹配的传统股骨假体置换术及传统全髋置换术等。当改用带柄的传统股骨假体行翻修术时，股骨髓腔的处理和假体安装难度接近初次手术。其次，表面置换手术基本保持了关节原有的解剖形态与关系，使应力分布和力的传导更符合正常生物力学模式，有效降低了传统全髋置换术后出现的股骨近段应力遮挡。另外，由于手术不打开骨髓腔，理论上降低了感染的可能性，也不存在带柄股骨假体所引发的其他髓腔内并发症。基于上述优势，表面置换逐渐在众多治疗手段中占据了一席之地。

》为什么股骨头表面置换术只作为全髋关节置换术的一种过渡方法?

股骨头表面置换手术实际是进行部分半球表面置换,股骨头表面假体由钴铬合金制成,其作用是恢复股骨头的球面形状。该方法被认为是中晚期股骨头坏死行全髋关节置换术的一种过渡方法,其优点:①仅切除股骨近端退变的软骨和软骨下死骨,对髋臼影响小、创伤小。股骨头颈正常骨得以保留,不影响远期行髋关节融合术或全髋关节置换术,可推迟全髋关节置换的时间。②保留股骨骨质并避免使用股骨柄,从而减少植入异物总量和感染机会。

》股骨头表面置换术适用于哪些患者?

股骨头表面置换术的优点在于仅将股骨头表面软骨和坏死骨去除,髋臼不做任何处理,因此最大限度地保留了截骨量;手术后脱位的可能性极低,失败后改全髋置换术非常容易。手术适应证:①股骨头坏死 3 期患者。② Kerboul 坏死角度 >200°或坏死容积 >30%。③股骨头塌陷 >2mm。④股骨头颈交界处的的骨质未受坏死骨累及。⑤髋臼软骨基本正常。单纯髋关节表面置换术失败的主要原因在于髋臼软骨的磨损,因此仅能应用于髋臼软骨尚未受累的早期病例,而手术效果的不确定性限制了这一手术方式的应用。

》哪些患者不适合做股骨头表面置换术?

股骨头表面置换术的禁忌证尚未完全统一,目前认为绝对禁忌证包括股骨侧严重骨质疏松的老年患者、活动性感染者、骨骺未闭者、金属离子超敏者、肾功能损害者等。相对禁忌证包括炎性关节病、严重髋臼发育不良、大范围缺血坏死、大体积骨吸收区形成等。随着表面置换假体使用寿命的延长，年龄不再是主要的限制因素，加上传统全髋置换术的力学失败率较高，今后股骨头表面置换术很有可能不再只充当"先头兵"，而可能成为"主力军"。

》 股骨头表面置换术的关键步骤有哪些？

在硬膜外麻醉下采用改良 Hardinge 入路，用测量器测量股骨头直径，选择等径假体。依次用骨刀清除股骨头软骨及塌陷的死骨，保留血供丰富的骨组织。用 4mm 直径钻头在中心定位导入器导向下钻通股骨颈中心轴。用球形阴锉磨锉股骨头，直至金属帽能安置于股骨头表面，用 1.5mm 直径的钻头在股骨头表面均匀钻孔 8 ～ 10 个，深达硬化骨和带血供骨之下 4 ～ 5mm，以加强骨水泥锚固。彻底冲洗股骨头表面的骨碎屑、凝血块和少数髓内脂肪。拭干后调制骨水泥至拉丝末期，分别置于股骨头表面和金属帽的内表面，将假体中轴干插入股骨颈中心轴骨孔内，然后持续加压至骨水泥干固。必须强调的是，金属帽不应安置在内翻或前倾位，手术不应增加股骨头高度。复位股骨头，按层次缝合伤口。

》 股骨头表面置换术的要点有哪些？

股骨头表面置换术较多采用后外侧入路，但入路的选择与传统全髋关节置换术不同。由于保留了股骨头和股骨颈，在考虑髋臼暴露的同时还要兼顾股骨头血供的保护。血供的过度破坏可能会导致残余股骨头进一步坏死（图 36）、假体松动及股骨颈骨折。

Hedley 于 1982 年即强调在表面置换中保护血供的重要性，但研究重点不在入路的选择，而是如何在术中安全地使关节脱位，原因之一是当时多数医生采用前方入路或外侧转子截骨入路，保护了闭孔外肌腱和旋股内动脉的分支。新近研究表明，髓外血供占股骨头血供的 50% 以上，晚期关节炎患者的股骨头血供模式与无关节炎患者无明显差异，而并非过去认为的关节炎晚期股骨头血供主要来自髓内。因此，虽然股骨头血供对表面置换临床效果的影响尚需进一步研究，但仍应慎重选择入路，尽量避免手术中破坏血供。

由于表面置换的目的之一是尽可能恢复股骨近端生理解剖，所以假体安放的位置较传统全髋关节置换术时假体位置而言，表

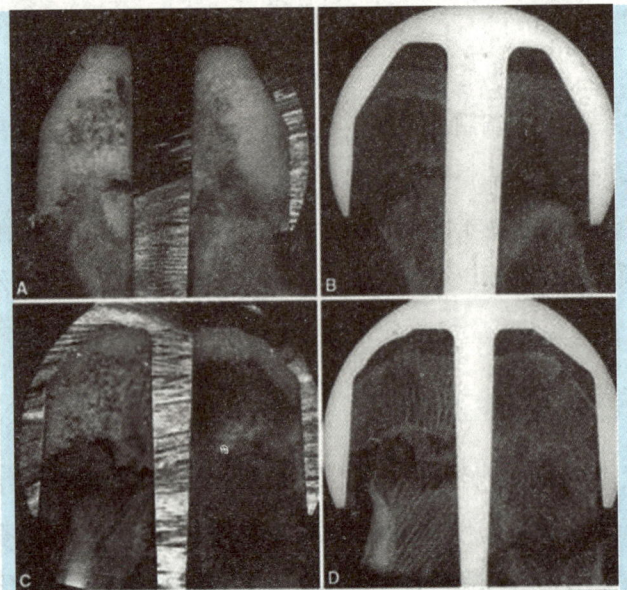

图 36　股骨头表面置换术后并发股骨头坏死和股骨头骨折

面置换对假体使用寿命和功能的影响更大。表面置换术中股骨假体在冠状面和矢状面上所允许的安放误差范围更小，受疾病性质、畸形状态的影响更大，对手术技术的要求也更高。冠状位上应尽量避免内翻位安放，而应保持 5°～10°的外翻，以尽量减小股骨颈上方假体–颈交界处的张应力。研究显示，130°外翻放置较 140°外翻放置，假体–颈交界处上方的张应力增加 31％。因此，严格按照手术规范实施是取得良好疗效的基础。

》 哪种年轻股骨头坏死患者最适合行股骨头表面置换术？

股骨头表面置换术具有以下特点：①不切除股骨头、颈，无需扩大髓腔，保留了正常的股骨上段力学传递形式，从而避免了应力遮挡性骨吸收。②置换后的股骨头金属表面与髋臼软骨相关节，不产生异物性磨屑，因此也就不存在磨屑性骨溶解的问题。③15～20 年后如需再手术，由于股骨上段无骨缺损，改行全髋关节置换术仍可获得理想疗效。④手术创伤小，功能恢复快，费用低。因此，符合过渡性手术的要求、髋臼软骨尚未受损的年轻股骨头坏死患者首选股骨头表面置换术治疗。

》 股骨头表面置换术失败的主要原因是什么？

髋臼软骨磨损引发疼痛是导致股骨头表面置换术失败的主因，而髋臼软骨在手术前的病损程度、金属帽与髋臼的匹配度，又可直接影响髋臼软骨耐受金属帽磨损的能力。

金属帽与髋臼不匹配，必将加速髋臼软骨的磨损，并最终影响疗效。Harris 用压力传感器测试进一步证实，假体与髋臼不匹配，将通过改变假体对髋臼软骨的静态压，加速髋臼软骨的磨损。实验还证实，过大和过小的金属帽均可增加髋臼软骨的静态压，加速髋臼软骨的磨损。

》 哪些因素会影响全髋关节表面置换术的疗效？

全髋关节表面置换术同时置换髋臼及股骨头的表面，虽然术后患髋步态和运动能力的恢复与提高是该手术的独特优势，然而与全髋关节置换术相比，全髋关节表面置换术的失败率和翻修率较高。体重指数、Ficat 分期、股骨假体柄干角、术后锻炼时间均可明显影响股骨头坏死患者全髋关节表面置换术的疗效。因此，必须严格控制其适应证，减轻自身负重，合理放置股骨假体柄干角位置，早期功能锻炼，以提高股骨头坏死患者全髋关节表面置换术的疗效。

》 什么是金（金属）- 金（金属）全髋关节表面置换术？

20 世纪 80 年代末，随着人们对人工关节认识水平的提高及制作工艺的改良，新一代金属 - 金属表面置换假体诞生，髋关节表面置换术（图 37）开始复苏。金属 - 金属全髋关节表面置换术最早开始于 20 世纪 60 年代，但由于假体设计、制作工艺、材料特性和植入技术等方面的不足，假体松动、脱位率很高。虽然此后有所改进，但翻修术中仍发现大量金属磨屑，而随后出现的金属 - 聚乙烯配伍同样产生大量的磨损颗粒，进而导致骨溶解，因此，人们不得不寻找一种高强度、低磨损的替代材料。经过对金属材料、假体设计和生产工艺的不断改进，新一代金属承载面逐渐满足了高强度、低磨损的要求。实验研究表明，新一代金属 -

金属磨损率是金属 – 聚乙烯磨损率的 1/100 ～ 1/40。对使用了 10 年的 Mckee–Farrar 金属 – 金属表面假体的研究显示，年平均磨损厚度不到 2μm。低磨损率允许使用更薄的髋臼假体，容纳更大的股骨头，从而增加了关节稳定性和活动范围，减少了颈部与臼缘碰撞的危险和划痕的出现，这些问题的解决使髋关节表面成形术再次受到重视。

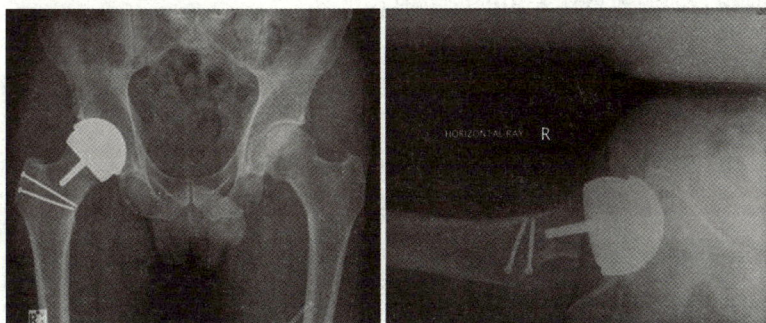

图 37　股骨大转子截骨入路行金（金属）– 金（金属）全髋关节表面置换术

新一代金属 – 金属全髋关节表面置换出现于 1988 年。Weber 研发的 Metasul 承载面是一种由精确加工的高含碳锻造 Co–Cr 合金组成的承载面，材料不变形、耐磨，使得制作大直径、低磨损关节假体成为可能。Wagner 于 1991 年应用此技术开发了非骨水泥金属表面置换假体。髋臼由钛合金外罩加 Metasul 内衬构成，股骨假体也由两层构成，内层由螺钉固定在磨削的股骨头上，然后再安放外层承载面。这种假体结构较烦琐，安装复杂，目前仅有少数病例报道，尚无长期随访结果。

同年，英国的 McMinn 设计了基于 Co–Cr 铸造合金的髋表面假体。其最初设计为双侧压配型，髋臼假体是经修饰的 Freeman

带翼假体。但该假体因无菌性松动导致的早期失败率较高，后又在假体表面喷涂羟基磷灰石（HA），但使用率仍不高。于是McMinn开发了骨水泥固定的金属–金属表面假体，去除了髋臼假体上的固定翼和中心栓，但对股骨假体未做改良，结果发现髋臼侧假体松动率仍很高。最终，这些设计促成了杂交型假体的诞生，即髋臼侧采用生物学固定，股骨侧采用骨水泥固定，这是目前髋表面假体普遍采用的固定模式。

》金（金属）–金（金属）全髋关节表面置换术包括哪3个主要配件？

有代表性的现代髋表面假体有3种：欧洲的Comet-2000和Birmingham假体、美国的ConservePlus混合型假体。截至2004年，大多数全髋表面假体都开始应用金属–金属组合。其共同特点包括承载面均由高碳钴–铬合金制成、髋臼假体采用生物固定、股骨假体采用骨水泥固定。但其相互之间也存在差异，主要表现在以下3方面：①承载面：各种设计中最具争议的在于承载面材料的冶炼方法上。尽管均采用高碳钴–铬合金，却有锻造和铸造之别。如为铸造，假体可能要在铸造后再做热处理，如热均压（hot isostatic pressing）或固溶热处理（solution heat treatment）。反对铸造后热处理的学者认为热处理的退火过程将耗竭假体表面的碳化物，但模拟研究显示，热处理并未改变金属的抗磨特性，最终结果尚需长期临床随访结果。②髋臼假体：髋臼假体的差异在于对骨长入面的处理上，现在主要有钛合金真空等离子喷涂和钴–铬珠面两种。两种表面处理方式在传统带柄全髋假体中都令人满意，有学者认为，在表面置换中钴–铬珠面烧结过程中的高温可能会对承载面产生不利影响，但尚无明确证据支持这一说法。③股骨假体：股骨假体的差异在于有无短柄及短柄的作用。股骨假体短柄的作用主要是维持对线，有人认为还有利于应力传导。目前对于短柄传导应力的作用还存在争议。应力传导作用可以保护残留的股骨头，但同时可能引起应力遮挡，反而导致近端骨的丢失。

» 股骨头坏死患者接受金（金属）– 金（金属）表面置换术需要考虑的因素有哪些?

如果将股骨头与髋臼关节面均做表面置换，无疑能解决髋关节表面置换术引起的髋臼软骨缺损和手术后腹股沟区疼痛的问题。髋关节置换术中金属 – 金属表面的使用开始于 20 世纪 60 年代，90 年代 McMinm 金属 – 金属表面置换术获得了良好的临床效果。随着假体设计和工艺的改进，近 10 年来这种手术再次被医生和患者所接受，并日渐流行。

金属 – 金属表面置换术的主要群体是年轻的髋关节骨关节炎患者，而股骨头坏死引发的股骨头塌陷和骨缺损能否承受表面置换假体并获得长期疗效一直是人们争论的话题。实际上髋关节表面置换术的成功经验已经回答了上述问题。Campbell 等人通过对长达 12 年的 25 例髋关节表面置换术后标本的病理观察，认为手术本身并不会引起股骨头坏死。股骨头坏死患者表面置换术后失败的原因并非股骨假体的松动或其他股骨侧的原因，而是手术侧髋臼软骨的磨损。

髋关节金属 – 金属表面置换术的成功取决于良好的假体设计和准确的手术技术。目前髋臼假体均采用生物固定的方法，常见羟基磷灰石喷涂或微孔表面处理，而股骨侧假体有中心柱，能够加强假体植入后的稳定性。股骨侧假体可以选择生物型固定或骨水泥固定。假体材料的选择和关节界面的工艺处理对延长假体使用寿命非常重要（图38）。手术技术方面的要求包括中心柱应用股骨干解剖轴成140°的颈干角，过度内翻会引发假体的早期松动或不稳定；股骨假体的边缘不能嵌入股骨颈，否则将会引发手术后的股骨颈骨折。这种手术的适应证与单纯髋关节表面置换相似，但是可以不考虑髋臼软骨的损伤程度。

由于金属－金属表面置换术的主要对象是年轻患者，对于这种关节界面存在的血液中金属离子浓度超标、金属离子的致敏性及肿瘤问题目前学术界争论很大，但是尚无肯定的结论来否定这种关节界面的使用。

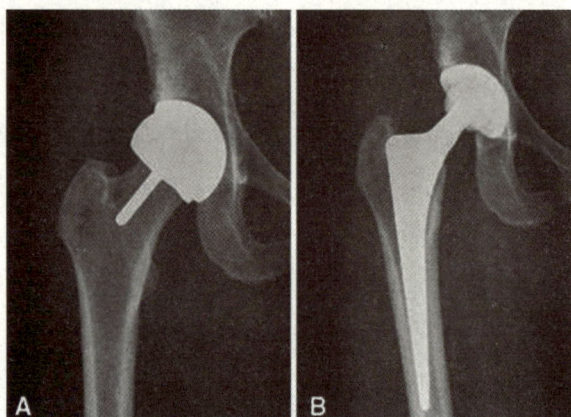

图38　髋关节表面置换术后6个月行人工全髋关节表面置换翻修术
A. 髋关节表面置换术后6个月假体松动；
B. 人工全髋关节置换翻修术

股骨头坏死其他"保头"手术

》采用同种异体腓骨植入治疗股骨头坏死的优点是什么?

　　同种异体腓骨植入治疗股骨头坏死是在髓芯减压的基础上联合植骨,经减压孔道植入腓骨起支撑作用,重建或维持股骨头外形,为坏死区的修复创造相对有利的环境。同种异体腓骨经过灭活、去髓、冻干,具有免疫原性低、成骨能力强等特点,且具有自体骨一样的弹性模量,有一定的力学强度和支撑作用。优点如下:①股骨头钻孔减压降低股骨头内压力,增加血流量,减轻疼痛。②术后自体骨质快速从孔隙长入,与植入骨紧密接触,增强力学支撑作用。③植入腓骨棒髓腔闭合需要时间长,导致股骨头持续减压时间长。④在钻孔扩髓的同时去除了股骨头坏死组织,清除了肉芽组织和瘢痕组织,故在术后较短时间内即可明显改善患者疼痛症状。⑤异体腓骨为坚硬骨,而且吸收所需时间长,有较强的支撑作用,可以防止骨小梁的微骨折,进而防止股骨头塌陷。⑥目前异体骨来源充足,且免疫原性低,无明显排斥反应等并发症。⑦此手术切口、创伤小,不破坏关节囊及股骨颈处血运,手术时间短,出血少,植入后恢复快,对以后的进一步关节手术无明显影响。

》 吻合血管腓骨移植治疗股骨头坏死有哪些优缺点?

髓芯减压结合带血管蒂的游离腓骨移植（图 39）治疗股骨头坏死的优点：①股骨头髓芯减压可中断缺血和骨内高压的恶性循环。②去除了阻碍股骨头再血管化的坏死骨。③以新鲜松质骨充填缺损，起到骨诱导作用。④填入有活力的皮质骨柱以支撑坏死区软骨下骨，加速再血管化进程，同时术后一段时间内限制负重以保护正在愈合的结构。带血管蒂腓骨移植手术也存在一定的局限性，如对手术技巧要求较高，需一定的显微外科技术，且有取骨区疼痛、下肢神经损害、手术时间长、创伤大、失血多、增加关节置换难度及住院康复时间长等缺点。

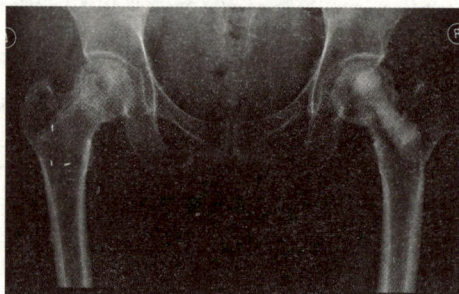

图 39　双侧股骨头坏死髓芯减压后分别行吻合血管的腓骨移植（左侧）和人工骨植入（右侧）

》 股骨头坏死吻合血管腓骨移植"保头"手术的独特优势有哪些?

①腓骨作为坚质骨为软骨下骨提供结构性支撑，防止骨小梁骨折及股骨头塌陷，为股骨头再血管化提供较好的环境。②骨内

压升高可以导致股骨头坏死，此手术可以有效地达到减压及硬化带清除的目的。③游离腓骨移植是以较大的旋股外动静脉对股骨头颈部进行供血，可弥补关节囊切开造成的血管损伤，又可通过腓骨扇形张开的骨膜对腓骨与股骨相接处进行供血来促进其愈合。④选择在股骨颈部开槽，既达到关节囊切开的治疗作用，又使吻合后的腓骨动、静脉等血管不至于受周围组织绞窄挤压而发生闭塞，充分保证了股骨头血供（图 40）。

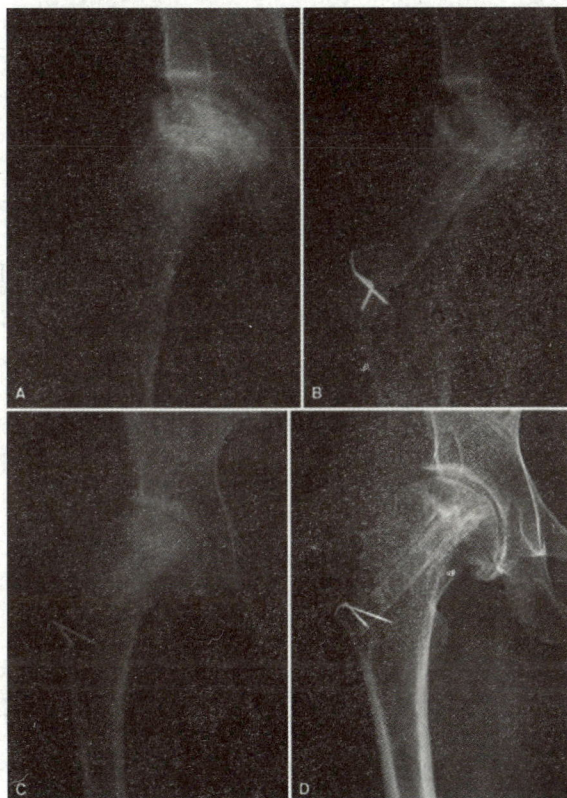

图40　吻合血管腓骨移植治疗股骨头坏死长期随访
A.术前；B.术后；C.术后7年；D.术后9年

》 股骨头坏死血管吻合腓骨移植"保头"手术的适应证有哪些?

股骨头坏死血管吻合腓骨移植"保头"手术的适应证包括单纯髓芯减压无效、有进展倾向或已开始出现 Ficat Ⅱ 期股骨头坏死征象的病例,20 岁以上 Ficat Ⅲ 期关节活动尚可的中青年股骨头坏死患者。

》 病灶清除带旋髂深血管蒂髂骨瓣移植术如何治疗股骨头坏死?

病灶清除带旋髂深血管蒂髂骨瓣移植术一方面通过切除滑膜释放囊内压力,髓芯减压进一步有效降低髓腔内高压;另一方面,带旋髂深血管蒂髂骨瓣移植为坏死的股骨头提供了有效支撑,促进其血运重建及股骨头修复,以防止其进一步塌陷,阻止坏死发展。带旋髂深血管蒂髂骨瓣移植后,带入一完整的动静脉系统,重建血液循环,有利于新生骨的形成。此外,活骨的植入可带入多种成骨因子,促进股骨头的修复。

》 病灶清除带旋髂深血管蒂髂骨瓣移植术的注意事项有哪些?

①正确把握手术指征。该手术尤其适用于 Ficat Ⅰ～Ⅲ 期的中青年患者,Ⅲ A 期以后的病例选择应慎重。②髓芯减压要准确充分,病灶清除要彻底。③带血管蒂髂骨瓣、自体及异体松质骨颗粒联合应用可促进骨愈合。④分离旋髂深血管时,应顺血管走向小心操作,注意避免血管蒂旋转及扭曲,避免损伤。⑤尽可能

早期加强功能锻炼。

» 带血管蒂髂骨瓣移植术治疗股骨头坏死的效果如何？

带血管蒂的髂骨瓣移植术适用于 2 期和 3A、3B 期股骨头坏死，由于无需进行血管吻合，因而更易普及和推广。其机制包括以下几方面：①股骨头颈部开窗可起到减压作用。②手术可清除坏死骨组织。③提供了新的血供来源。髂骨膜上血管网丰富，移植后骨瓣为有一定生命的活骨，能直接成骨，尤其是带骨膜的骨瓣更有膜性成骨作用。此外，通过带蒂骨瓣移植，向坏死骨组织内带入具有成骨潜能的细胞成分（效应细胞），还有活性的骨结构、骨诱导生长因子、骨形态发生蛋白等，所以成骨反应强、生长快，新骨生成量多。④植骨块可起机械支撑作用，防止塌陷。

» 股骨粗隆间截骨术治疗股骨头坏死为什么已很少应用？

股骨粗隆间截骨术是指经过转子间做内外翻或旋转截骨术，其目的是将骨坏死区域移开负重区，使未坏死区域负重，从而防止股骨头塌陷，维持髋关节功能，以不改建股骨髓腔为原则。根据截骨的不同，分为转子旋转截骨或转子间内翻或外翻截骨。该手术在日本骨科界应用较多，临床报道的成功率比较高；而欧美国家应用较少，临床报道效果不是很理想，重复性比较差。因此，该手术一直以来存在很大争议。另外，股骨粗隆间截骨术后再进行人工关节置换手术，效果是否受到影响，目前还没有一致意见。通常认为其影响包括增加手术难度、增加出血量、影响术后长期效果、增加感染率等。也有人认为该手术不影响人工关节置换术的结果，只是增加出血量而已。根据骨科界目前的共识，认为截骨术手术较大，股骨近端骨结构有改变，因此，手术对以后的人工关节置换手术难度和临床结果有明显影响。

》 什么是股骨头坏死钽金属骨小梁重建棒？

钽金属在医学领域的应用已超过半个世纪，是制作外科植入的理想材料，包括心脏起搏器、颅骨缺损修补、血管夹及钽涂层的人工关节等。这些均源于钽具有极佳的生物相容性。钽金属具有良好的骨引导作用，能与宿主骨组织良好连接而产生快速的骨长入和固定。此外，成骨细胞与纯钽金属有结合反应，证实钽是一种具有长期生物相容性的金属，故称之为骨小梁金属（图41）。钽金属股骨头坏死骨小梁重建棒简称钽棒，于2005年上市并逐渐应用于临床。

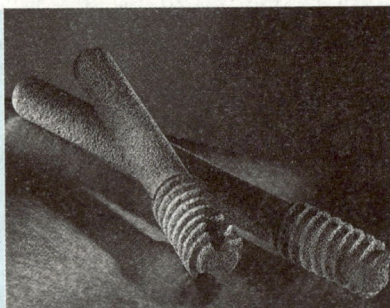

图41　钽金属股骨头坏死骨小梁重建棒

》 钽棒治疗股骨头坏死的生物学和生物力学优点是什么？

钽棒治疗股骨头坏死的生物学和生物力学优点主要有以下几方面：①超过80%的孔隙率，细胞状结构类似于骨。②对股骨头提供结构性支撑；弹性模量与松质骨类似，生理性应力分布，没有应力遮挡。③内部相互连接形成的蜂窝状构造使骨组织能够快速、牢固长入。④增强坏死区域的再血管化。⑤优异的生物相容性。

》 钽棒治疗股骨头坏死的临床优势有哪些？

①手术创伤小，时间短，失血少，有利于术后患者的康复。②手术简单，不需要很长的学习曲线。③术中不需要取自体骨，减少了取骨区疼痛等并发症。④可对股骨头塌陷后复位的区域起到理想的支撑作用，有利于术后早期负重。⑤增强再坏死区域的再血管化，预防减压术后期股骨头髓内高压的再发生。⑥消除骨移植及由此带来的相关并发症。

》 钽棒植入治疗股骨头坏死的原理是什么？

①股骨头髓芯减压打开了股骨头髓腔的封闭状态，降低了骨内压，增加了血流量，改善了股骨头的微循环，减轻和消除了由于骨内高压和血液循环障碍导致的疼痛。②清除阻碍股骨头血管再生的坏死骨和硬化骨，创造了一个有利于血管再生、新骨生长的环境；减压时的创伤作为一种刺激，有利于血管新生、新骨形成和骨修复。③诱导成骨性细胞的生成和聚集。④增强股骨头坏死区域的再血管化。⑤维持减压效果，预防减压术后期股骨头髓内高压的再发生。⑥对坏死面积较小的股骨头坏死起到理想的支撑作用。

》 钽棒植入手术最适合哪一期股骨头坏死？

选择正确的手术适应证是髓芯减压结合钽棒治疗股骨头坏死成功的关键。钽棒植入手术适用于 1A、1B、2A、2B 期股骨头坏死。此外，有经验的医生已将该手术的适应证扩大至 3A、3B 期股骨头坏死。通常认为，术前股骨头坏死面积越小，钽棒起到的支撑效果越好。

》 哪些股骨头坏死患者不适合选择钽棒治疗?

①伴有活动性感染。②2C、3C、4 期股骨头坏死。③伴有全身慢性疾病,如凝血功能障碍、骨髓增生异常综合征、严重贫血、慢性肾病、血液病等。④金属过敏。⑤术后继续使用激素或酗酒。⑥随访及顺应性差。

》 钽棒可应用于塌陷型股骨头坏死吗?

髓芯减压结合钽棒植入术是治疗早期股骨头坏死的一种有效方法,尤其适用于坏死范围较小的股骨头坏死,对于推迟全髋关节置换术有重要意义。目前髓芯减压结合钽棒植入塌陷部位复位技术治疗塌陷小于 4mm 的 3 期塌陷型股骨头坏死(图 42)可获得良好疗效。然而,钽棒应用于 3 期塌陷型股骨头坏死仍需要选择坏死范围较小的病例,且要求术后晚期负重。

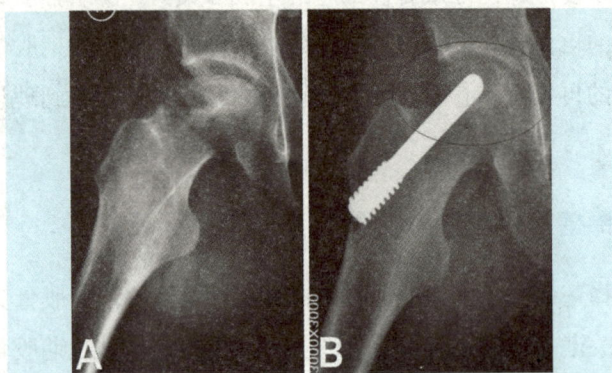

图 7-4 钽棒植入塌陷部位复位治疗轻度塌陷型股骨头坏死
A. 术前;B. 术后

》 应用钽棒治疗的股骨头坏死患者可以早期负重吗？

髓芯减压植入钽棒后患髋的负重时间由股骨头坏死的术前分期和术中是否联合人工骨植入决定。对坏死面积较小且术中未行人工骨植入的早期股骨头坏死，钽棒植入 3 个月后开始部分负重，6 个月完全负重。对术中坏死部位减压后人工骨植入较少的病例，钽棒植入 6 个月后开始部分负重，9 个月完全负重。对术中减压后行塌陷部位复位人工骨植入较多的病例，钽棒植入 9 个月后开始部分负重，12 个月完全负重。通常认为，髓芯减压植入钽棒后负重越晚，股骨头 "保头" 手术成功率越高。

》 实施了钽棒植入术就等于治愈股骨头坏死吗？

髓芯减压结合钽棒植入术仅为股骨头坏死保留关节手术中的一项技术，任何手术技术都有失败的可能（图 43）。

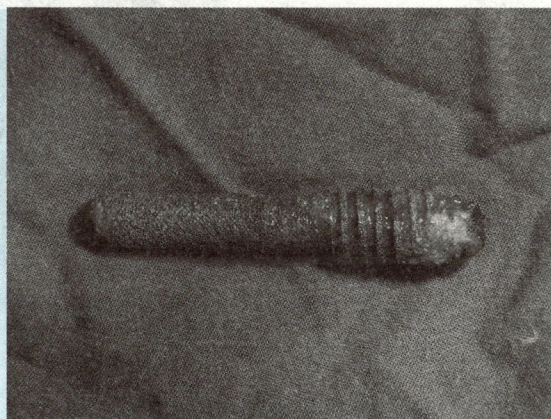

图 43　钽棒植入术治疗股骨头坏死感染后取出的钽棒

》 医生如何提高钽棒植入术治疗股骨头坏死的成功率?

髓芯减压结合钽棒植入治疗股骨头坏死的成功要素包括: ①钽棒植入必须基于准确、彻底的髓芯减压。如果髓芯减压效果不确切,就不能获得理想的止痛和促进坏死区血管化的效果。②钽棒植入的位置和深度至关重要。钽棒最佳的植入位置应该为股骨头前外上方,部分患者需结合人工骨颗粒打压植入后再植入钽棒。③钽棒植入术后的负重时间应遵循个体化原则。术前坏死面积较大或已发生塌陷的股骨头坏死患者,钽棒植入后不能过早负重,否则可能会导致手术失败。

》 植入钽棒治疗股骨头坏死成功后需取出吗?

多孔钽金属棒理论上具备优异的生物相容性,可达到生理性应力分布,不产生应力遮挡,且钽棒植入人体后可行核磁共振检查(图44)。因此,钽棒植入治疗股骨头坏死成功后不需要取出。

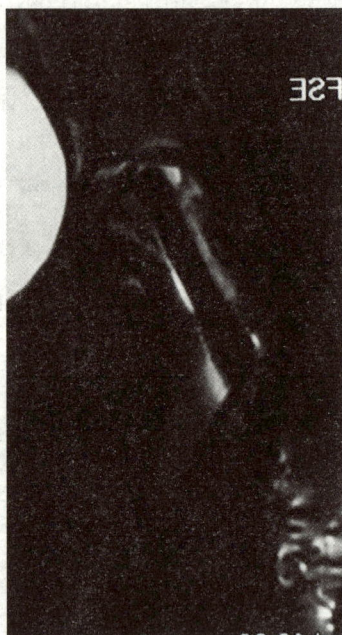

图44　钽棒植入人体后核磁共振表现

》 钽棒植入治疗股骨头坏死失败后行人工全髋关节置换术难点在哪里？

钽棒植入治疗股骨头坏死失败后行人工全髋关节置换术，手术的难度并没有明显增加。钽棒的弹性模量与松质骨类似，术中髋关节脱位后可顺利行股骨颈截骨。截骨后残留在股骨大转子的钽棒尾端需要用钽棒的专用取出套筒取出，术后3个月减压隧道由血肿填充后完全愈合。然而，钽棒尾端取出的步骤增加了术中失血量及转子部位骨折的可能，并可造成转子区钽金属碎屑的残留（图45）。

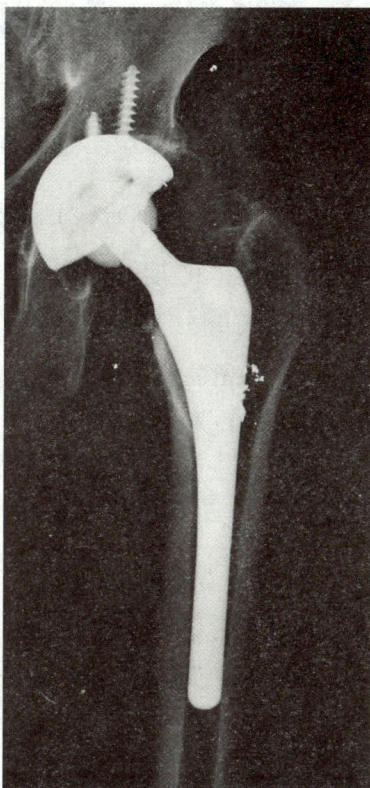

图45　股骨头坏死钽棒植入失败后股骨转子区钽金属碎屑残留

人工全髋关节置换术术前问题

》 哪些股骨头坏死患者需行人工全髋关节置换术？

一般认为，晚期股骨头坏死一旦股骨头塌陷较重或出现髋关节间隙狭窄（3C期、4期），关节功能严重丧失或疼痛较重，或者是年龄大于55岁的股骨头坏死患者，应选择人工全髋关节置换术。行保留关节手术失败的中青年股骨头坏死患者也可行人工全髋关节置换术。

》 3期和4期股骨头坏死一定要行人工全髋关节置换术吗？

3期和4期股骨头坏死属中期和晚期股骨头坏死。3期股骨头坏死又分为稳定的3期和不稳定的3期。对塌陷程度不严重的稳定3期股骨头坏死，建议行保留关节的微创可控式铰刀扩大髓芯减压术 ± 人工骨植入术。对不稳定的3期股骨头坏死，建议行人工全髋关节置换术。

股骨头坏死4期属晚期，原则上需行人工全髋关节置换术，但是在医疗实践中部分股骨头坏死4期的中青年患者仍可选用股骨头微创可控式铰刀扩大髓芯减压术 ± 人工骨植入术，并取得良好的效果。其原因：①髓芯减压人工骨植入术对4期的股骨头坏死仍有一定的止痛效果。②髓芯减压人工骨植入术对4期的股骨头坏死仍有防止股骨头继续塌陷的效果。③患者心理、生理或民族习惯不同，使其不愿或不能接受关节置换术。④患者的职业不能接受人工全髋关节置换术（如电焊工等）。

》 晚期股骨头坏死为何建议行人工全髋关节置换术？

股骨头坏死晚期可发展为严重的髋关节炎，此时股骨头软骨下骨严重塌陷、变形和破碎，股骨头内出现体积较大的空洞和囊性变，关节软骨剥脱、皱褶、严重退变，关节间隙内存在增生的血管翳，髋臼增生、变形（图46）。因此，股骨头坏死的最佳治疗只能为人工全髋关节置换术。

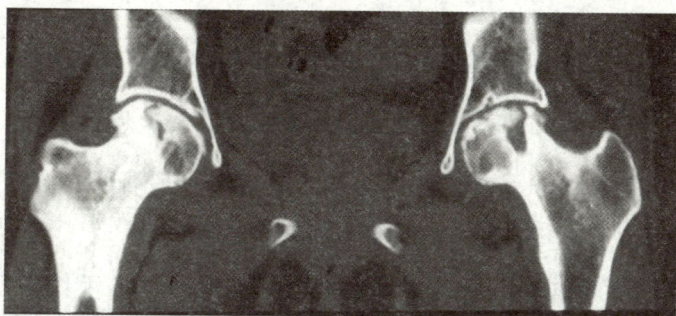

图46　股骨头坏死晚期需行人工全髋关节置换术

》 何种程度的股骨头坏死应该做人工全髋关节置换手术？

通常认为，晚期股骨头坏死患者临床表现符合以下几点，就应该进行髋关节置换：①髋关节的疼痛已经限制了日常活动，如走路、弯腰等。②无论白天或黑夜，休息时都存在髋关节疼痛。③髋关节僵硬导致不能行走或抬腿。④服用消炎药治疗后髋关节疼痛减轻的程度很轻微。⑤服药后有严重的副作用或感到非常不适。⑥经过其他治疗（如理疗等）仍无法减轻髋关节疼痛。

》 人工全髋关节置换术对患者年龄有要求吗？

过去认为年轻患者不应进行关节置换术，但随着人工关节材料、设计理念、手术技术的飞速发展，年龄已不再是衡量手术与否的严格标准。总的来说，如果想获得一个无痛、有功能和稳定的髋关节，而且符合以下条件，就可以接受人工全髋关节置换术，包括：①发育成熟。②髋关节疾病发展到了比较严重的程度。③疼痛或功能障碍，影响生活和工作。④没有其他更好的治疗方法。

》 中青年晚期股骨头坏死患者是否应行人工全髋关节置换术？

目前认为，对于症状明显的中青年晚期股骨头坏死患者，推荐行人工全髋关节置换手术。原因有以下几点：①从人工关节发展历史来说，现代人工关节从20世纪60年代晚期发展至今，已经有50余年历史。长期临床结果证实，人工全髋关节置换术后，绝大多数患者能够使用20年以上。因此，对一些中老年（55～65岁）患者，采用人工全髋关节置换术解除其病痛，临床效果很好。而且，目前患者接受手术的年龄界限仍不断提前。②从社会层面来说，中青年患者正处于人生的黄金期，学习、生活、就业、婚姻、家庭、事业的最关键时期，如果受股骨头坏死病痛的折磨和困扰，势必使自己的人生轨迹发生很大变化。因此，应该尽早解除病痛，有助于重返社会，创造更大价值，对自己、家庭、社会都有很大的意义。

③从技术层面来说，现代人工全髋关节发展至今，其假体设计、材料、加工工艺及长期临床结果都非常好。现在所选用的人工关节假体更加经久耐用，85% 的患者能够使用 20 年以上。现在的手术室更加洁净，可以大大降低人工全髋关节置换手术的感染率。手术所应用的手术器械更加精致，可保障手术顺畅进行。手术技术更加精湛，手术成功率不断提高。即使人工全髋关节置换术后使用到一定年限，人工关节出现问题，现在的翻修技术也能够使绝大多数患者再次恢复正常生活。综上所述，股骨头坏死晚期，年龄不是决定是否行人工全髋关节置换手术的最主要因素，而应该根据病情做出决定。中青年患者接受人工全髋关节置换（图 47）的优势是尽早解除病痛，重返社会，恢复正常生活。

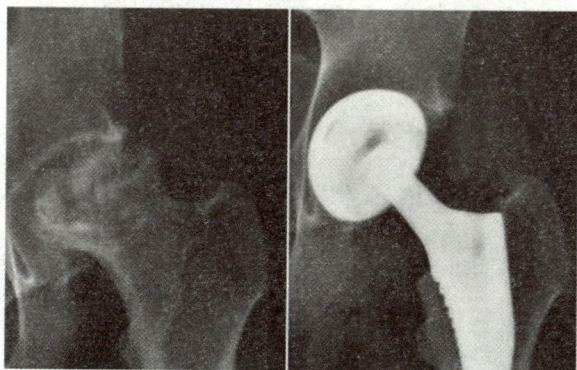

图 47　中青年晚期股骨头坏死患者行人工全髋关节置换术
A. 术前；B. 术后

》 哪些情况不适合行人工全髋关节置换术？

虽然人工全髋关节置换术是一项技术上颇为成熟的手术，但是由于其创伤大、出血多，且多见于老年人，所以术后并发症发生率并不低，因此术前对患者特别是高龄患者要进行详细而全面的检查和评估。存在并发症的患者，手术前应进行多科会诊，并与麻醉师交流，尽量调整至最佳状态再进行手术。

人工髋关节置换的禁忌证：①髋关节和身体其他部位存在活动性感染。②神经性疾病。③髋关节外展肌肌力不足4级。④体质弱或因全身疾病不能耐受手术者。

》 为什么人工全髋关节置换术手术前必须严格控制血糖？

与非糖尿病患者相比，糖尿病患者行人工全髋关节置换术的风险要大得多。手术作为一种急性应激反应，可使糖尿病患者的血糖显著升高，严重者可诱发酮症酸中毒等急性并发症，增加麻醉的风险性，甚至危及生命。不仅如此，如果血糖控制不好，还会使术后切口不易愈合，且易并发感染。

》 人工全髋关节置换手术前后血糖如何控制？

对糖尿病患者要严格掌握手术指征，需要行人工全髋关节置换术时应注意以下几点：

1. 术前

择期手术的糖尿病患者应提前数天入院，以了解糖尿病的病情、有无并发症、主要脏器的功能状态、水电解质及酸碱平衡等情况，力求在术前将空腹和餐后2小时血糖分别控制在7.8mmol/L和11.1mmol/L以下，并纠正水电解质失衡。其目的是将手术及术后的危险性降到最低。

一般而言，糖尿病患者在手术前后较短的时间内，因紧张和手术创伤刺激，身体处于应激状态，儿茶酚胺、肾上腺皮质激素等对抗胰岛素的激素明显增加，导致血糖升高。此时，口服降糖药难以控制血糖，故无论手术前是用口服药治疗，还是用胰岛素治疗，术前 3 天应一律改用短效胰岛素治疗。短效胰岛素作用迅速，易于调整剂量，控制血糖效果较好。此外，术前要保证足够的热量，尤其要保证碳水化合物的供给，术前 2～3 天主食应达到每日 250 克以上，以防止脂肪和蛋白质的分解增加。对于其他干扰手术的因素，如感染、高血压、电解质紊乱、心肝肾功能不全等，也应积极治疗，以达到可以耐受手术的程度，否则不要轻易手术。

糖尿病患者因外伤、急腹症或其他紧急情况，对生命构成严重威胁时，需实施急诊手术，此时由于多数患者的血糖控制不良，故术中、术后的危险性增加。因此应在病情允许的情况下，用短效胰岛素静脉点滴迅速控制血糖，纠正酮症酸中毒，然后结合患者全身情况及病情的紧急程度，慎重施行急诊手术。

2. 术中

因手术当日须禁食，故应暂停皮下注射胰岛素。糖尿病患者手术宜安排在上午进行。

对于采用局麻、手术时间短、术后能够正常进食的小型手术患者，手术日可维持术前治疗方法不变，术中输注生理盐水，不必加用胰岛素，只需要密切监测血糖、尿糖和尿酮体即可。如果是大手术，术中要密切监测血糖、尿糖及尿酮体，每 1～2 小时化验一次血糖、尿糖。对血糖明显升高者，可在生理盐水中加入适量胰岛素静脉点滴，使血糖控制在正常水平。术中通常不采用静脉输葡萄糖液，但如手术时间很长，血糖测值偏低，可用 5%

的葡萄糖 – 生理盐水溶液，按每 2 ～ 4 克葡萄糖加入 1 单位胰岛素缓慢静脉点滴。

3. 术后

如果做的是小手术，患者术前血糖控制良好，手术时间很短（不足半小时），而且术后不影响进食，那么术后可维持术前治疗方案不变，但须监测血糖、尿糖、尿酮体等。

如果做的是大手术，一般术后都要求禁食，可以静脉输入葡萄糖，同时按每 2 ～ 4 克葡萄糖加入 1 单位胰岛素的比例控制血糖，不够的热量可以靠输脂肪乳补足。待患者禁食解除后，再改为胰岛素皮下注射，并逐渐过渡至术前剂量。糖尿病患者术后经常面临的一个重要问题是感染，包括切口感染、肺部及泌尿系的感染，应选用足量有效的抗生素。对严重感染而抗生素治疗无效者，应警惕念珠菌或其他真菌感染。糖尿病患者术后住院时间应适当延长，切口拆线后再观察几天，确定切口没有感染后方可出院。

» 为什么说人工全髋关节置换术在股骨头坏死治疗中的作用最重要？

股骨头坏死如早期（Ficat Ⅰ～Ⅱ期）诊断、早期治疗，很多患者可以保留自身功能良好的关节，避免或延缓人工关节置换。但是由于各种原因，许多股骨头坏死的患者未能得到早期诊断和治疗的机会，坏死病变进展到中晚期，关节功能障碍，关节疼痛较重，严重影响日常生活和工作，这时就应该考虑接受人工全髋关节置换手术。

人工全髋关节置换术是 20 世纪中期至 21 世纪初获得迅速发展并被证实为最成功的关节置换术，因而被称为"世纪手术"。毫不夸张地说，如果手术适应证和关节材料选择恰当，手术技术无缺陷，人工全髋关节置换后，保持类似正常人体关节的功能可达 20 ～ 30 年。因此，对人工全髋关节置换术抱有过多顾虑是不必要的。

》 股骨头坏死患者行人工全髋关节置换术的目的是什么？

当各种原因导致关节发生了结构上的改变后，单纯使用药物治疗是不可取的，因为药物只能部分缓解疼痛症状。人工全髋关节置换术的最大好处在于能够消除关节疼痛，大大改善关节的功能，提高患者的生活质量，从而在有生之年能够很好地工作与生活。目前，越来越多的患者都愿意接受人工全髋关节置换术。对于已经发生破坏的关节来说，其他治疗方法均不能达到同等疗效。人工全髋关节置换术可以达到以下目的：①缓解疼痛：如股骨头坏死晚期引起的疼痛（图 48）等。②矫正畸形：在进行人工

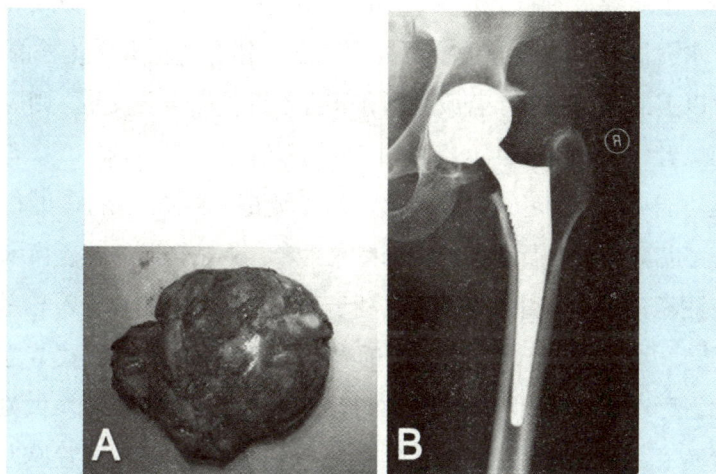

图 48　人工全髋关节置换术能完全缓解股骨头坏死引起的髋关节疼痛
A. 术中切除的坏死股骨头；B. 人工全髋关节置换术后 X 线片

全髋关节置换术的同时可矫正关节畸形，使原来存在的畸形得到矫正和改善。③改善关节功能：使原来僵硬、活动受限的关节能够恢复正常功能。

》股骨头坏死患者行人工全髋关节置换术必须考虑哪些事项？

①全身健康状况：有无心脏、肺、脑系统的严重并发症，能否承受手术。②年龄：目前有放宽手术年龄的趋势。③职业：对强体力劳动者，或特殊的工种，如泥瓦匠和电焊工，最好不行人工全髋关节置换术。④患者要求：原则上以解除疼痛、纠正畸形、改进功能为目的。⑤髋部骨质质量。

》行人工全髋关节置换术患者需特别重视哪些情况？

①非骨水泥固定的人工全髋关节置换术适用于中青年患者；骨水泥固定人工全髋关节置换术适用于伴有严重骨质疏松的70岁以上的老年患者。若股骨颈和股骨干近段的骨质较差，则应告知患者可能效果不良，且术中有发生股骨干骨折的风险。②有免疫功能障碍的患者，术中、术后尤其须重视预防感染。③既往曾行髓芯减压结合骨移植或钽棒植入术者，人工全髋关节置换术中应注意清理移植骨或钽棒，以利于人工全髋关节顺利置入与完好固定。④肾功能衰竭须做透析的患者不适宜做人工全髋关节置换术，可于肾移植成功之后再考虑行置换术，也可在透析间隙做关节置换术。⑤系统性红斑狼疮患者，以骨水泥人工髋关节置换为首选。⑥镰状细胞性贫血患者，术中骨折、术后感染、假体松动等发生率很高，是否行置换术应慎重考虑。⑦对于内科治疗失败、

预期寿命较短的白血病患者，行全髋关节置换术更应慎重，推荐行经皮多孔道细针减压术。

》 人工全髋关节置换术术前需重视哪些检查？

1.体格检查：人工全髋关节置换术术前需进行全面的体格检查，以了解患者的健康状况，并排除可能影响手术的其他疾病。

2.化验：如血常规、尿常规、心电图及X线片等检查有助于骨科医生制订手术计划。

3.皮肤准备：手术前整个下肢皮肤上不能有任何感染或皮炎。

4.储备自体血：以备术后需要时回输。

5.药物准备：了解患者当前服药情况，根据需要调整或停止服用。

6.牙科检查：尽管人工全髋关节置换术术后发生感染的概率很低，但只要有细菌进入血液就有感染的可能。术前如果进行过牙科治疗，如拔牙、洗牙等，在人工全髋关节置换术术前要考虑这些情况，并且术后常规的牙齿清洗要推迟几周。

7.尿路检查：对于患过尿路感染的患者，在行人工全髋关节置换术前要进行详细的泌尿系统检查。患有前列腺肥大的老年患者行人工全髋关节置换术前必须进行正规的泌尿系统检查及治疗。

》 人工全髋关节置换术术前准备工作有哪些？

已经初步确定行人工全髋关节置换术的患者，入院后应该详细了解病史，包括现有疾患和既往病史，如心脏疾患、肺部病患等。过敏史也是不可忽视的。同时对患者进行详细的体格检查，重点检查髋部有无瘢痕、窦道，髋关节活动情况，肢体长度，下肢肌力等。术前活动度和肌力影响术后功能恢复情况，如陈旧性髋关节感染患者，由于软组织挛缩致关节畸形、活动度差，术后预期活动度不好，需在术前向患者说明。下肢肌力差，术后易出现脱位、跛行，肌力低于4级更是手术禁忌证。除手术前常规检查（如心电图、胸片等）外，由于假体植入术对无菌的要求严格，还应常规检查血沉、C反应蛋白，老年患者还应检查血气分析。特殊检查包括超声心动图、双下肢深静脉彩超、肺功能等。既往有高血压病史的患者应行24小时动态血压监测，心律不齐患者应行24小时动态心电图检查。高质量的X线片对手术的成功有重要作用，标准的X线片应为双髋关节正、侧位片，包括股骨上端的1/2，以便术前测量。对于某些患者需行影像学或其他特殊检查，如髋臼发育差的患者应行髋臼CT检查，以了解髋臼的结构、前倾角度。

若经询问病史、查体、实验室检查等发现异常情况，需积极处理，将全身情况调整至最佳状态再进行手术。若长期服用抗凝药物应停药2周后再安排手术。妇女月经期间不能手术。冠心病、高血压、糖尿病等内科基础性疾病需经相关科室会诊后系统治疗，病情稳定后方能安排手术。

手术前应详细向患者及家属交代手术方案、手术风险、手术预期效果。

手术前具体准备如下：①术区备皮：备皮区域为会阴部、髋部及剑突下、腹部至踝关节上方。②备血：准备红细胞悬液200～400mL，陈旧性感染的病例新生血管丰富，可酌情增加备血量。③手术开始前30分钟静脉输注抗生素1次。④术前导尿。

⑤麻醉前用药。

» 什么是骨水泥型与非骨水泥型（生物型）假体？

人工全髋关节（假体）大体上可以分为两类，即骨水泥型和非骨水泥型。由于材料不同，价格也相差很多。

通常来说，骨水泥型假体适用于骨质疏松、骨质条件差、65岁以上的患者，使用该假体可以早期活动，比较适合老年患者。老年患者一般活动量较少，假体的磨损也较轻，置换一次即可，一般需要翻修者较少。另外，骨水泥型假体价格也偏低。

非骨水泥型假体又称为生物学固定型假体，适用于骨质条件比较好的中青年患者。此类假体表面有微孔或生物涂层材料，骨质可以长入其中以固定假体，所以常称为生物固定型。安装这类假体时，要充分保证其与放入的骨腔大小匹配得非常好，不能留有空隙，同时骨腔内的骨质要有较好的支撑和初期固定作用，才能使假体稳定，便于以后骨质的长入。而中青年患者的骨质条件恰好符合这些要求，骨的愈合力又较强。并且，中青年患者选用非骨水泥型假体后，再做翻修时会容易一些。非骨水泥型假体价格相对较高。

» 你知道第三代骨水泥技术吗？

骨水泥型假体目前均建议采用第三代骨水泥技术。最早的人工全髋关节置换术采用第一代骨水泥技术，即手工搅拌，不重视髓腔冲洗，不使用远端塞，用手填塞骨水泥。20世纪70年代中期开始使用第二代骨水泥技术，仍手工搅拌骨水泥，但已经认识到冲洗髓腔的重要性。20世纪90年代初期问世的第三代骨水泥技术包括真空搅拌骨水泥、加压脉冲冲洗股骨髓腔、加压骨水泥枪注入骨水泥、股骨假体中置器及各种型号的远端塞。良好的骨水泥技术保证了股骨假体远端的稳定性。

》 国产和进口人工关节置换术假体如何选择?

对于需要进行人工关节置换手术的患者(无论是髋关节还是膝关节置换),经常面临需要选择国产假体(图 49)还是进口假体的困扰。一般来说,进口假体会比国产假体贵 1 万~ 2 万元。

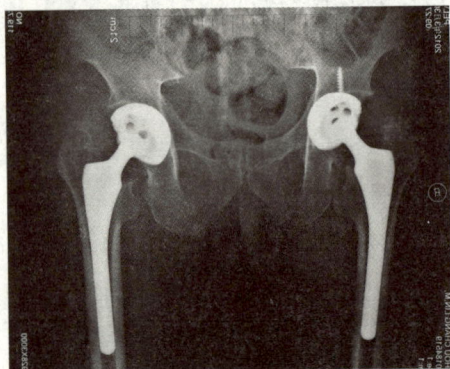

图 49　双侧股骨头坏死行人工全髋关节置换术

由于假体生产、申请批准、应用于临床需要较长周期,目前所有的国产假体多是仿制的,很少有自己的设计和实验基础,再加上仿制的皆为老产品,因此,国产假体往往相对落后。另外,国产假体不论是材料、加工工艺、手术器械与假体的适配性等方面,都落后于进口假体。因此,目前的状况是国产假体主要在基层医院(二级医院)应用得多。进口假体(如史塞克关节、林克关节、强生 Depuy 关节、施乐辉关节等)在三级医院应用得多。

从临床长期随访效果来说,进口假体大多数能够使用 20 年以上。通常建议中青年患者使用较好的关节假体,即使多花 1 万~ 2 万元(国产关节置换术总费用 3 万~ 4 万元,进口关节置换术总费用 5 万~ 7 万元），术后多使用几年也是值得的。

》 人工髋关节假体使用寿命是多长？

近年来，生物力学和材料学研究的进步促进了人工关节的飞速发展。人工关节的假体设计、手术操作技术、围手术期处理和术后康复治疗等均日臻完善，手术成功率大大提高，极大地鼓舞了骨科医生应用人工关节治疗关节疾病和损伤的信心。同时，更多的患者对人工关节置换的优良效果充满了信心。人工关节的使用寿命主要取决于两点，一是关节的磨损问题，二是磨损颗粒造成的假体松动问题。一般来说，如能正常使用，90% 的患者可使用 20 年以上。愈年轻、活动力愈强或体重愈重的患者，人工关节愈易磨损、松动，因此除非特殊情况，医生会尽量等患者年龄大一些再施行关节置换术；同时，也希望患者维持理想体重，避免剧烈运动，以减少人工关节磨损及日后再次置换的可能。据报道，发达国家 20 年前手术植入的人工关节至今仍能继续使用者达到 90% 以上，目前用于临床的人工关节质量较 20 年前又提高了很多，相信现在的人工关节植入 20 年后，可以继续使用者将超过 95%。

》 人工髋关节假体使用年限与哪些因素有关？

股骨头坏死关节置换术后（图 50）假体使用年限主要与下列因素相关：①关节假体因素：包括关节假体的设计因素、关节材料因素等。②医生因素：包括医生本身技术因素、医生应用的技术等。③患者因素：包括患者自身身体因素及手术后活动量等。

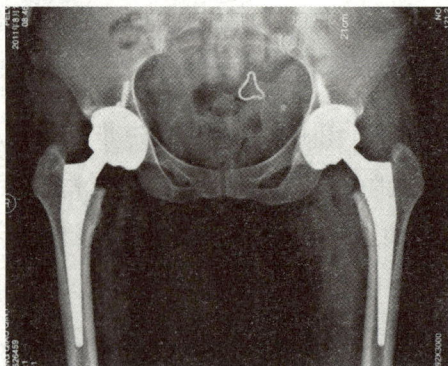

图 50　双侧人工髋关节置换术后 10 年

》 人工全髋关节置换陶瓷对陶瓷关节与金属对聚乙烯关节相比哪个更好？

当患者确定进行人工全髋关节置换手术后，常为选择哪种假体所困扰，不知道应该选择陶瓷对陶瓷的假体还是选择金属对聚乙烯内衬的假体。需要说明的是，髋关节假体的股骨柄和髋臼外杯主要是钛合金材料，股骨近端安放的股骨头分为陶瓷或金属材料，而髋臼金属外杯内的内衬材料分为陶瓷或聚乙烯材料。

人工髋关节的标准配置是金属对聚乙烯内衬，已沿用多年，临床效果不错，绝大多数（85%）能够使用 20 年以上。对经一定年限使用后关节假体失败的原因分析后发现，假体周围骨溶解是造成假体松动的最主要原因。而骨溶解的发生，与金属头对聚乙烯的磨损所产生的微小聚乙烯颗粒引发人体免疫反应有关。

陶瓷（陶）对陶瓷（陶）的关节（图 51），可以最大限度地避免上述问题。一方面陶瓷是所有材料中较为耐磨的材料之一，磨损很小，因此产生的微粒就少；另一方面，陶瓷磨损颗粒生物惰性高，引起的机体反应很轻，很少造成大量骨溶解，从而减少了假体松动的可能性。

因此，理论上讲金属对聚乙烯内衬的关节绝大多数能够使用20年以

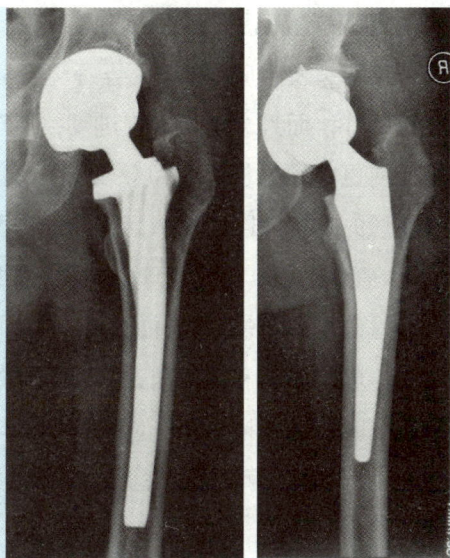

图51　陶瓷（陶）对陶瓷（陶）的髋关节置换

上，而陶瓷对陶瓷的关节可避免骨溶解引起的假体松动，可以比金属对聚乙烯的关节多使用许多年。

》 陶瓷人工髋关节假体容易破损吗？

陶瓷假体破损是手术的严重并发症之一，可直接导致手术失败。临床引起陶瓷假体破裂的诱因包括巨大外力创伤、高强度载荷运动、部件不匹配、手术操作错误和假体混配等。

第一代人工陶瓷关节存在很高的破损率，之后的第二代人工陶瓷关节破损率高达3.4%，因此，早期人工陶瓷关节假体未广泛应用。目前使用最为广泛的是由德国制造的第三代氧化铝人工陶瓷关节。第四代陶瓷关节假体已于2003年用于临床，临床报道破损率极低。

陶瓷破损包括：①球头破损。陶瓷头破损是最严重的并发症。一旦球头发生破裂，应尽早手术。残留的碎片不仅会破坏假体其他部件，而且会加快破损进度，出现关节并发症。翻修时常选用较前更坚硬的材料，如金属球头、第四代 Biolox delta 球头。值得注意的是，用陶瓷假体翻修时，需要一并更换假体柄，以防旧柄存在磨损或颗粒使新球头再次破损。②臼衬破损（图 52）。陶瓷臼衬破损是另一常见并发症。这与假体柄设计选择和手术技术有关，球头移位和前倾角过大也会导致臼衬破损。在高屈曲度和外旋位时，球头撞击陶瓷内衬和聚乙烯臼缘，最终引起假体破裂松动。另外，陶瓷内衬的破裂还可发生在调整髋臼假体位置时。

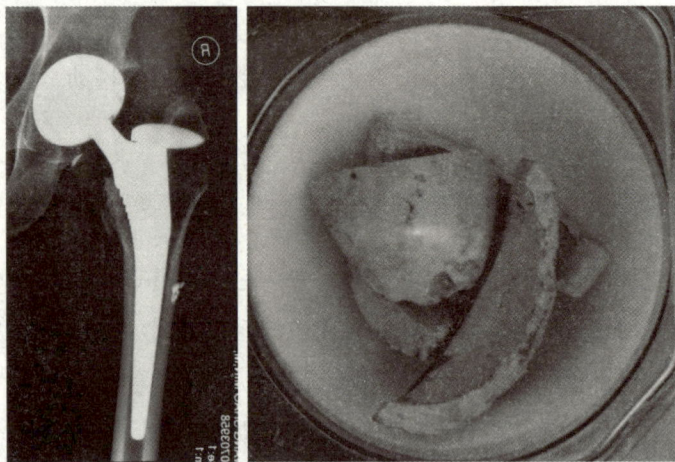

图 52　破损的陶瓷人工髋关节髋臼假体

》 第四代陶瓷人工髋关节假体的优点有哪些？

陶瓷人工髋关节假体具有耐磨损、磨损颗粒具有生物惰性等特点，临床上假体松动发生率较低。陶瓷人工髋关节经历了四代工艺技术的改进，不但具有极强的抗碎裂性能，而且有极高的抗断裂韧性。

人工陶瓷髋关节历经变迁，在临床治疗上取得了长足发展。强离子键和共价键赋予陶瓷材料很高的耐磨、耐压强度和硬度及很好的化学惰性。而且，陶瓷材料的亲水能力保证了其参与构成的关节有更大的润滑性。此外，陶瓷材料不会析出金属离子，在体内可保持生物惰性。这些都是陶瓷假体突出的优点，而且随着工艺的改进，陶瓷假体的物化性能也得到提升。如运用热等静压技术和激光蚀刻技术等，使得材料密度、尺寸和强度等都明显改进。上述这些性能使陶瓷假体发生磨损和溶骨现象减少，假体使用寿命延长。这在年轻且乐于运动的关节置换患者中特别有优势。需要注意的是，陶瓷耐磨性高带来的是脆性增大，在临床上容易引起假体破损。第三代陶瓷假体如存在裂纹扩展，则为发生破损的前兆。第四代人工陶瓷假体复合了氧化锆等数种氧化晶体材料，其性能已较大幅度地优于第三代陶瓷假体，具有良好的韧性和强度。复合了这种特殊陶瓷材料后，其晶体颗粒会更小。更重要的是，氧化锆可以分散和吸收断裂的能量，抑制裂纹扩展。

》 为什么人工髋关节假体要尽可能选择大直径球头？

人工关节假体植入后常见的并发症是关节假体脱位。关节置换选择大直径的陶瓷头，可减少或避免脱位的发生（图53）。临床研究表明，使用32mm或36mm的大直径球头，相对于28mm的球头（4.63%），其关节半脱位、脱位及破损的总体发病率只有0.88%。同时，关节活动度增大，陶瓷关节假体的耐用性和安全性也相应提高。

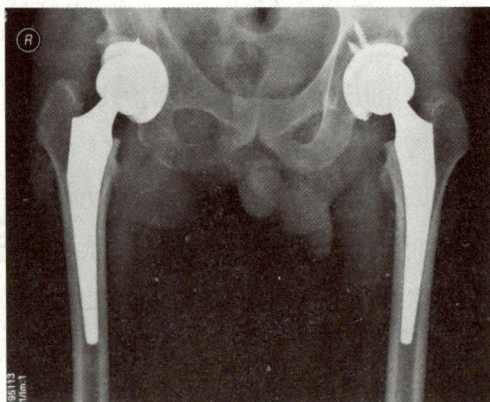

图53 大直径球头的人工髋关节假体置换术后

》如何选择人工髋关节假体？

人工髋关节假体由髋臼杯和股骨柄假体组成，它们都是由钛合金材料制作的。依据年龄和骨质的不同，人工假体可用骨长入技术（即嵌合，患者自身骨长入人工关节表面，形成生物学固定）和骨水泥技术固定，年轻患者应选用生物学固定技术。目前对中青年患者可采用陶瓷（氧化铝、氧化锆）对陶瓷，或金属对金属，或陶瓷对经特殊技术处理过的高分子聚乙烯内衬组合。经过摩擦界面的改进，人工关节使用20年已无疑问。对于老年患者，选择金属股骨头对特殊处理过的高分子聚乙烯内衬即可满足需要。

» 人工全髋关节置换术需要输血吗？

多数人工全髋关节置换术并不需要输血。对贫血或两侧关节一次手术置换者，大约需输 800mL 异体血。患者可采用术中自体血回收，经处理后再输入，从而减少输血的并发症。对于术前营养状况较差的老年患者，术后需多次复查血常规，谨防术后隐形失血，必要时可于术后少量多次输血。

» 人工全髋关节置换术费用是多少？

人工全髋关节置换术花费分为几部分，包括住院费、检查费、治疗费、药费、手术费、护理费、特殊材料费等。三级甲等医院的费用比二级医院要高些。人工关节分为国产和进口两种，患者可以根据自己的需要选择。因此，人工全髋关节置换术的费用与应用的关节材料密切相关。如采用陶瓷对陶瓷的关节，第四代产品价格为 5.5 万元左右（各地招标价格不完全相同），第三代产品为 3.5 万元左右。进口人工全髋关节假体在 2.5 万～ 3 万元，另外，需加上手术及住院费用 1 万～ 1.5 万元。如果患者经济条件一般，合资的关节可同样获得较好的效果。通常认为，没有最好，只有更好，在关节假体的选择上没必要攀比，建议选择患者所在医院使用最多的关节假体。

» 人工全髋关节置换术麻醉方式有哪些？

通常股骨头坏死微创髓芯减压术和人工髋关节置换术的麻醉方式是一样的。手术的前一天麻醉师会对患者进行检查，根据情况决定采取哪种麻醉方式。常用的麻醉方式有全身麻醉（全麻）、硬膜外麻醉（腰麻）和硬膜外麻醉联合静脉麻醉。全麻需气管插管或用喉罩，手术自始至终患者都处于睡眠状态；硬膜外麻醉时，麻醉的只是下肢，患者始终是清醒的；硬膜外麻醉联合静脉麻醉时，患者在术中也可处于睡眠状态。通常，硬膜外麻醉即可满足中青年患者人工全髋关节置换术的需要，而且硬膜外麻醉的费用较全身麻醉低很多。选择全麻的患者，手术后需要在麻醉复苏室观察 1 小时左右，直到完全清醒，再送回病房。

》人工全髋关节置换术的麻醉如何选择？

髋、膝关节置换术可以通过椎管内阻滞和全身麻醉来完成。对于术前高度紧张、合并高血压等心血管疾病及有椎管内阻滞禁忌证的患者，应该选择全身麻醉。行髋关节置换术的患者以老年人居多，老年患者由于全身性生理功能降低，对麻醉和手术的耐受能力较差，并存其他疾病的高发生率，因而麻醉和手术的风险普遍高于青壮年患者。对于术前合并慢性肺部疾患者，全麻术后的并发症会因之增多，因此应选择椎管内阻滞。由于老年人神经外组织通透性增加，椎旁间隙变窄，蛛网膜绒毛增大，对局麻药敏感性增加，且心血管调节能力较差，术中易发生明显的低血压，因此局麻药用量应相应减少。

》人工全髋关节置换术的手术步骤是怎样的？

人工全髋关节置换术可采用前方入路、侧方入路、后方入路等，目前较为常用的是后外侧入路，具体手术步骤如下：①体位：侧卧位。②切口：以股骨大转子为中心做略呈弧形的切口，长约12cm。③切除股骨头：脱位髋关节，在股骨小转子上方 1 ～ 1.5cm 处截断股骨颈，切断股圆韧带和周围关节囊，取出股骨头。④植入髋臼假体：通过保留、反复磨锉等步骤，在合适的位置植入髋臼假体，装入内衬。⑤植入股骨假体：通过暴露、修整髓腔、试复位等步骤后植入股骨假体。⑥复位后，关闭伤口。

» 人工全髋关节置换术直接前入路的适应证与禁忌证有哪些?

人工全髋关节置换术直接前入路适用于原发性和继发性骨关节炎、退行性关节病、缺血性坏死、股骨颈骨折等，尤其适用于需要保护臀肌的人工全髋关节置换手术。对同时伴有髋关节或其他任何部位的活动性感染、股骨近端存在复杂变形扭曲及任何可能增加后遗症发生率或病死率的患者，均不能采用直接前入路进行人工全髋关节置换手术。

» 人工全髋关节置换术直接前入路的优点是什么?

人工全髋关节置换术直接前入路的优点包括软组织损伤小，有着更好的美容效果，术后疼痛较少，康复快，住院时间短，低脱位风险，术后髋关节不需特殊防护，坐骨神经、股神经损伤危险小，可获得理想的假体位置等。

» 什么是微创小切口人工全髋关节置换术?

微创小切口人工全髋关节置换术通过对手术切口的改进，缩小手术切口，减少创伤，出血少，恢复快。微创手术的理念是尽可能保留患者局部组织结构的完整性，使手术切口缩小到

8～10cm，其充分利用了臀中肌、阔筋膜张肌的肌间隙，尽可能保留髋外展肌群，使患者的肢体功能可以尽早康复。

》 如何提高人工全髋关节置换术的安全性？

　　股骨头坏死人工全髋关节置换术手术风险比微创髓芯减压术高很多。人工全髋关节置换术的安全性取决于多个方面：术前患者基础病越多，手术风险就越高。医生手术的熟练程度以及对围手术期风险的认知程度等都会影响手术的质量和安全性。医生只有"见多识广"，才能"熟能生巧"，因此找专科医生手术是最好选择。在专科医院，麻醉医生经验丰富，可以从容应对患者复杂的全身状况，如老年关节病患者常有高血压、心脏病、糖尿病、慢性支气管炎等基础疾病，这无形中增加了手术风险。有经验的医生往往能够正确预见风险的大小，具备及时发现苗头和及时处理风险的能力，能够将风险化大为小。就目前医学水平而言，虽不能将手术风险降到零，但是临床数据显示手术风险已在明显下降，如髋关节手术后脱位率和感染率已经较前明显下降，这得益于防范措施和经验的积累。因此，准备接受这类手术的患者，可以在术前权衡利弊，与医生充分沟通，积极治疗基础疾病，并调整好心态，从而有助于健康的恢复。

人工全髋关节置换术术后康复

》 影响人工全髋关节置换术术后康复训练效果的因素有哪些?

影响人工全髋关节置换术术后康复训练效果的因素包括:①心理因素:悲伤、抑郁和焦虑对患者肢体功能的恢复呈负面作用。这些心理特征将提高患者易激性,增加患者对疼痛的敏感性,使患者在住院康复治疗过程中难以发挥主观能动性,康复训练的效果欠佳。②原发病与合并症:慢性髋关节疾病如陈旧性股骨颈骨折、股骨头无菌性坏死、骨关节炎患者中,多数患者心理上对慢性疾病的治疗倾向于保守,术前多处于活动量减少状态,关节周围软组织挛缩明显、肌力差。术后康复时间较长、恢复较慢,患者对康复训练的信心不足。合并症中糖尿病和肥胖症与术后切口延迟愈合和术后感染密切相关。③医源性因素:许多矫形外科医生因为考虑到患者术后疼痛和传统手术路径引起的伴发损伤,对于人工全髋关节置换术术后康复训练仍然很保守。有些骨科医生要求患者术后行髋关节外展支架保护,以降低术后髋关节脱位的发生率。这些支架会在康复过程中限制肢体活动,阻碍肢体功能的改善,影响患者训练独立生活的能力;术后疼痛也会阻碍早期的关节活动,延迟康复治疗时间。大量临床观察发现,如果不能提供足够、长效的止痛剂或止痛措施,疼痛将会阻碍患者进行康复治疗。

≫ 人工全髋关节置换术后 72 小时内患者注意事项有哪些？

①伤口处放置引流管，避免术后血肿的发生，24 ～ 72 小时拔除。②早期应尽量平卧，手术一侧腿向外打开30°，膝关节前面和足尖保持向上，双腿内置入三角枕，避免向手术侧翻身。睡觉侧卧时最好在两腿之间放置一个枕头。③抬高手术一侧腿，主动屈伸踝关节；使用下肢静脉泵促进下肢血液循环。④ 72 小时内疼痛多因手术创伤，可适当服用镇静止痛药或采用患者自控型止痛泵，减少疼痛刺激，以保证患者较好地休息。⑤术后常规使用抗生素，具体需根据个人情况而定。⑥全身静脉麻醉的患者术后常规雾化吸入，鼓励排痰，防止肺部感染；多饮水，多吃粗纤维和富含维生素的食物，防止便秘。

≫ 人工全髋关节置换术住院期间哪些健康教育最重要？

①患者和家属对手术和材料选择知情并签字。②配合入院检查，如患者行动不便，需有家属陪伴。③如有饮食、睡眠、二便不佳应及时向主治医生汇报。④戒烟、戒酒，停用阿司匹林等活血化瘀类药物，防止术中出血过多。⑤术前进行深呼吸、咳痰、床上大小便的适应性锻炼，防止卧床并发症。

术前 1 日　①进行皮试、配血、备皮。②解好大便，清理肠道，晚上 10 点后禁食、禁水。③医生会进行术前谈话，并予心理辅导和术后功能锻炼宣教。④医、护、患三方共同进行肢体标记。⑤抗生素使用的健康指导教育。

术后 6 小时　①腰麻患者术后 6 小时内去枕平卧，防止头痛。②如有恶心呕吐，将头侧向一方，防止误吸，并呼叫护士。③从手术室回病房 6 小时内禁食、禁水。④常规平卧位，第二天起翻身，防止褥疮（已有褥疮者除外）。⑤双腿间放置"T"形垫。⑥麻醉苏醒后可进行踝泵功能锻炼，防止血栓的发生。

术后 6～24 小时　①进行踝泵功能锻炼，防止血栓的发生。②人工全髋关节置换术后患者双腿间放置"T"形垫，翻身时双膝间夹枕，患肢禁止过人体中线，防止脱位。③使用镇痛泵者如有恶心呕吐、解小便困难需呼叫护士，必要时拔除。④加强饮食，如睡眠、二便不佳及时向主治医生汇报。⑤皮下注射抗凝药物。

术后 1 周内　①术后第一天进行踝泵功能锻炼（屈伸踝关节）。②术后第二天进行股四头肌功能锻炼（主动活动膝关节或收缩股四头肌）。③术后第三天继续踝泵和股四头肌功能锻炼及关节被动活动器（CPM）功能锻炼。④术后 4～7 天（骨水泥型固定）如病情稳定可在康复师指导下下地，扶助行器行走。⑤如饮食、睡眠、二便不佳及时向主治医生汇报。⑥如有血栓、感染等并发症应及时处理。⑦复查术后 X 线片。⑧人工全髋关节置换术后患侧肢体禁止过人体中线，髋关节屈曲禁止超过 90°，禁止盘腿，防止脱位。

术后 1 周后　①术后 1～2 周（生物型固定）下地扶助行器行走。②继续按计划进行功能锻炼及抗血栓治疗。③加强防脱位、防血栓宣教。

出院后　①人工全髋关节置换术后患侧肢体禁止过人体中

线，髋关节屈曲禁止超过 90°，禁止盘腿，防止脱位。维持 3 个月。②定期门诊检查，在医生的指导下进一步康复锻炼。③如有脱位、伤口红肿等不适应立即来院就诊。④加强饮食，增强免疫力，防止术后继发感染。⑤合理饮食，控制体重。

》生物型人工全髋关节置换术后如何进行功能锻炼?

①术后第 1～3 天，卧床，行患肢肌肉等长训练。②第 4～7 天，使用 CPM 活动手术一侧髋关节。③第 8～10 天，练习坐起，坐床沿，坐椅子，练习屈髋屈膝。④第 11～14 天，练习扶拐，患肢部分负重，但不宜上下楼梯，避免失控跌倒。⑤第 2 周起，患肢部分负重，扶拐步行，练习上下楼梯。⑥第 4 周后弃拐行走。

》人工全髋关节置换术出院后如何进行早期康复?

1. 功能锻炼

（1）伸髋：①收紧臀肌，略做臀部抬高动作，保持 5 分钟。②伸直膝关节，向后伸展下肢。

（2）屈髋：①卧位，向臀部拉动足跟，注意屈髋不大于 90°。②站立，注意屈髋不大于 90°。

（3）伸膝：抬起一条腿约 15cm，保持 5 秒钟，换另一条腿。重复 10 次。

（4）髋外展：①卧床，保持足趾向上，下肢伸直，向外展开下肢。②站立时下肢伸直，向外展开下肢，保持 5 秒钟，重复 10 次。

2. 下床的正确姿势

将患肢移近床沿，将小腿慢慢下降，尽量不要将身体重心放在患侧，健侧手扶助行器，患侧手扶床沿，慢慢站立。

3. 用拐杖的正确姿势（以左侧全髋关节置换手术为例） 站立，先出左拐，迈右脚，再出右拐，迈左脚。

4. 预防并发症

（1）预防脱位：站立时不要将患肢交叉到对侧，不过度外旋患肢，弯腰时不超过 90°，坐起时身体弯曲不超过 90°，不要跷二郎腿。

（2）预防静脉血栓：尽早开始功能锻炼是预防静脉血栓的根本措施。

（3）预防肺部感染：嘱患者坐起，鼓励咳嗽，以防止坠积性肺炎。

5. 术后随访 术后 1 个月、3 个月、6 个月、12 个月常规随访检查和 X 线拍片，以后每年一次。随访的目的在于指导患者进一步康复训练，以达到手术的最佳效果。

》人工全髋关节置换术后患者家庭中需要改装哪些设施？

①确定洗浴房间的栏杆或扶手是牢固的。②在楼梯边上安装稳固的扶手。③为了术后下肢早期康复锻炼，需要为患者准备一个有牢固坐垫和靠背及两个扶手的椅子，以使膝部始终保持在髋部以下。④准备一个比较高的坐便器。⑤在洗浴的房间放一个稳固的凳子或椅子。⑥有长把手的沐浴海绵和洗浴软管。⑦为了穿

鞋和脱鞋时不过度屈曲髋关节,最好准备一个穿袜辅助器和一个带长把手的鞋抽板。⑧在椅子、沙发和汽车座上固定一个枕头,使膝部始终保持在髋部以下。⑨在行走的地方去除所有松动的地毯或电线。

》 人工全髋关节置换术患者出院后的注意事项有哪些?

进行人工全髋关节置换术的患者在日常生活中要注意以下几个问题:①下蹲:挺直胸部和腰部,不可过度前屈躯干。②坐位:术后第一个月内坐的时间不宜过长,以免导致髋关节水肿,亦可用冷敷及抬高患肢来改善,保持膝关节低于或同于髋部。不宜坐过低的椅子、沙发,不要交叉腿和踝,前弯身不要超过90°,坐位时身体向后靠、腿向前伸。③如厕:用加高的自制坐便器,或在辅助下身体后倾、患腿前伸,注意保持膝关节低于髋部。④取物:术后2周内不要弯腰捡地上的东西,不要突然转身或伸手去取身后的物品,吃饭时宜把饭碗放在面前。⑤上下楼:开始的时候,需要借助楼梯扶手,而且每一步只能迈上一个台阶。为了便于记忆,可用一句话来形容:"健腿上天堂(上台阶时先迈好腿),患腿下地狱(下台阶时先迈患腿)。"最好由他人帮助,直到有足够的力量和灵活性为止。上下楼对于肌肉力量和身体的平衡能力是一项非常好的练习,但注意不要上太高的楼梯,每级台阶高不要超过25cm。⑥乘车:臀部向前,身体向后靠,腿尽量前伸。⑦淋浴:伤口愈合后可进行淋浴,因站着淋浴有一定的危险,故可坐一个高凳,用可移动的手持喷头,并准备一个带长柄的沐浴海绵,以便能触到下肢和足。⑧穿脱鞋袜:请别人帮忙或使用鞋拔子，选择不系带的松紧鞋、宽松裤，行后外侧切口者可内侧提鞋、行前内侧切口者可外侧提鞋。跷二郎腿有助于穿鞋、穿袜，但术后早期一定要避免做该动作，以免引起关节脱位。建议坐床，足置于矮凳上屈体屈髋穿鞋袜。⑨开车：建议手术后 6 周内不要开车。有调查表明，在手术后初期肌肉反应能力减弱，对驾驶的安全性有影响。⑩乘飞机：在通过机场安全检查时，身体内的假体会发出警报，可以向安检人员说明情况，也可以要求手术医生出具相关证明。⑪ 完全康复后可进行的体育活动包括散步、园艺、骑车、打保龄球、打乒乓球、游泳、跳舞等，并保持适中的体重。避免进行对新髋关节产生过度压力造成磨损的活动，如跳跃、快跑、滑雪、滑水、网球等。

人工全髋关节置换术术中及术后并发症

》 人工全髋关节置换术可能出现的并发症有哪些?

人工全髋关节置换术术后的并发症包括两大类。一类是非特异性并发症,在任何老年人的大手术后都可能出现,如心肌梗死或心源性猝死等。而另一类并发症则是此手术所特有的,包括深静脉血栓形成、双下肢不等长、人工股骨假体断裂、人工陶瓷头假体碎裂(图54)、人工关节脱位等,也可发生术中股骨干骨折、人工关节松动、人工关节磨损。人工关节置换手术后最严重的并发症是肺栓塞和假体周围深部感染。

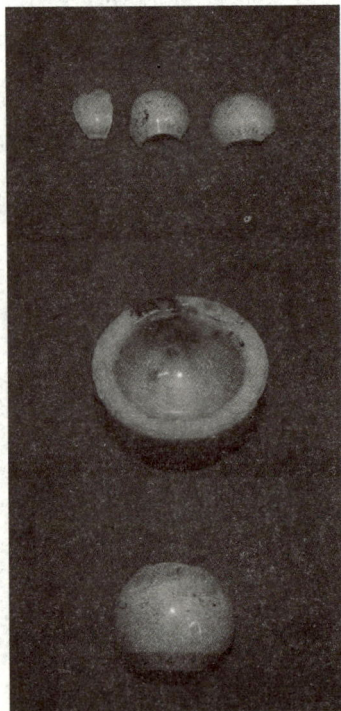

图54 人工全髋关节置换术后陶瓷头假体碎裂

》 人工全髋关节置换术中常见的并发症有哪些?

人工全髋关节置换术中常见的并发症包括以下几种:①骨水

泥中毒、猝死：骨水泥单体具有细胞毒性，进入血液后会使血压下降、脉搏加快、虚脱，甚至心跳骤停，也会引起髓腔内压力升高，使脂肪进入血管致栓塞，还可引起神经的反射反应。②大血管损伤：人工全髋关节置换术可以并发大血管损伤，易造成肢体受损甚至患者死亡等严重后果，其发生率为 0.2% ～ 0.3%。③脂肪栓塞和骨髓栓塞：多发生在术中假体柄插入骨髓腔时，骨髓受挤压后骨髓内脂肪滴进入血液，阻塞重要器官的微血管。④神经损伤：周围神经损伤是人工全髋关节置换术中较少见的并发症，但却是比较严重的一类，以坐骨神经麻痹占大多数，甚至术后有时也会发生。⑤骨折：有资料表明，股骨骨折发生率为5% ～ 15%，骨水泥型人工全髋关节置换术中股骨骨折的发生率为 0.1% ～ 3.2%，非骨水泥型者股骨骨折发生率为 4.1% ～ 27.8%。

》 人工全髋关节置换术后常见的并发症有哪些?

人工全髋关节置换术后常见的并发症包括：①深静脉血栓（DVT）：有资料显示，国外髋、膝关节置换术后 DVT 的发生率为50% ～ 70%，病死率为 0.1% ～ 0.38%；国内人工全髋关节置换术后 DVT 的发生率为 47.1%。②假体材料磨损及假体柄折断：固定在股骨干中的假体柄断裂是常见的并发症，发生率为 4% ～ 5%。③假体松动下沉和脱位：多发生于术后 30 天之内。④髋臼及股骨骨质溶解：骨水泥经劳损和老化后碎裂，骨水泥小颗粒和骨接触处诱发肉芽组织中产生大量的吞噬细胞，包括破骨细胞被激活，释放大量的炎性和溶骨因子，最终导致异物肉芽肿反应、假性纤维膜形成和溶骨反应。⑤假体周围骨折（图 55）：人工全髋关节置换术后股骨假体周围骨折的发生率为 0.1% ～ 2.5%。⑥应力遮挡导致骨质吸收：正常状况下股骨可独立持重。当插入股骨假体后，同样大小的重力由股骨和假体分担，于是产生了应力遮挡。⑦髋部僵硬和臀肌无力：为髋部疼痛和功能障碍的常见原因，据报道其发生率为 42.2%。⑧假体置换术后疼痛：疼痛是人工全髋关节置换术后最常见的症状，55% 有异位骨化发生的患者出现髋关节疼痛。⑨异位骨化：始发期在术后 3～6 周，是人工全髋关节置换术后的严重并发症之一。国外报道，如果不加预防，其发生率可达 88%，国内报道其发生率为 15%～90%。⑩感染：人工关节手术后发生感染是极其严重的并发症，治疗困难，国外报道其发生率为 10%～15%，国内报道其发生率为 3%～5%。⑪髋臼磨损：股骨颈骨折人工股骨头置换术后，髋臼磨损的发生率为 17.2%。国内报道人工股骨头向髋臼内移位的发生率为 10%。⑫心脑血管意外：人工全髋关节置换术患者多为高龄，心脑血管系统对手术耐受性相对较差。术后 1～3 周心脑血管意外

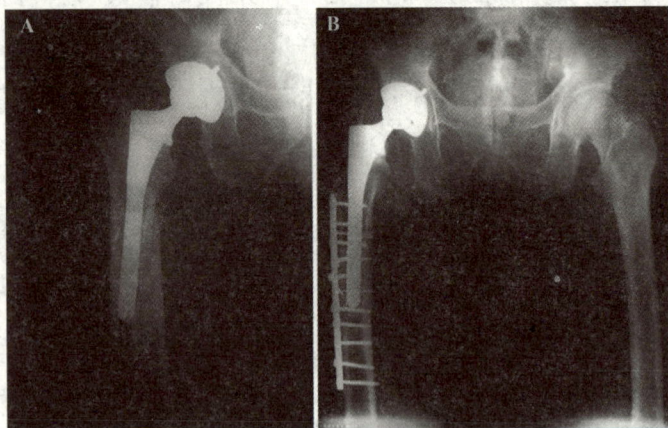

图 55　人工全髋关节置换术后股骨假体周围骨折行钢板内固定

导致的死亡率为 5.7% ～ 11.10%。⑬ 过敏反应：人工全髋关节置换术后假体附近可出现由镍、钴、铬等金属引起的过敏性皮炎。

》 人工全髋关节置换术后出现哪些症状需格外重视?

发生下肢血栓者常见症状：①逐渐加重的小腿肌肉疼痛。②髋关节上下皮肤发红及一触就痛。③逐渐加重的踝及小腿肿胀。

血栓脱落致肺栓塞的常见症状：①突发并加重的呼吸短促。②突发胸痛。③咳嗽时固定的胸痛。

人工全髋关节置换术后发生感染的常见症状：①持续 37.8℃以上的发热。②寒战。③逐渐加重的髋关节周围红、肿、热、痛。④切口渗液、流脓。⑤逐渐加重的髋关节活动痛及静息痛。

》 人工全髋关节置换术两大高危并发症是什么?

人工全髋关节置换术两大高危并发症：①肺栓塞（PE）：是继发于下肢深静脉血栓（DVT）的一种严重并发症。其血栓 90% 来自于下肢深静脉血栓，两者在人工全髋关节置换术后发生率很高。无症状性、症状性和致死性 3 种类型 PE 在髋关节手术后发生率分别为 25%、1% ～ 2%、0.1%；DVT 发生率高达 47.4%，其中无症状者占 57.8%。②假体感染：由于人工全髋关节置换术麻醉时间长，手术创伤大，尤其对存在易感因素的病例，发生假体感染的概率较一般髋关节手术高，为 0.5% ～ 1%。这是人工全髋关节置换术后仅次于 PE 的第二大严重并发症，其后果多不乐观，常导致手术彻底失败，造成患肢关节功能障碍。

》 老年患者全髋关节翻修术后发生切口感染的原因有哪些?

全髋关节翻修手术复杂,手术切口暴露时间也较长,拉钩的过度应用使得切口局部较长时间处于低氧状态,从而影响切口愈合,增加切口感染的概率。老年患者体质较弱,手术后失血和术后引流均易导致患者出现低蛋白血症,降低切口营养,影响切口愈合。全髋关节翻修术切口较大、手术时间较长,再次手术加重了软组织损伤,均可能引起切口感染。老年患者思想负担重,常出现焦虑或抑郁症状,机体的应激反应功能下降,同样增加了感染的可能。

》 人工全髋关节翻修术如何预防患者切口感染?

①环境管理:手术室空气管理,人员管理。②器械及植入物管理:器械管理,植入物管理。③无菌技术管理:手术人员手的消毒,严格术中无菌操作。④术中抗菌药物的预防使用。

》 老年患者全髋关节翻修术后怎样预防切口感染?

①术前对患者的身体状况进行评估,加强慢性疾病与基础疾病的治疗,使患者尽快满足手术条件。术前正确使用抗菌药物,并确保抗菌药物达到足够的血药浓度,以免造成菌群失调,导致二重感染。

②术中严格进行无菌操作,避免人为感染;在保证手术疗效的同时应尽可能缩短手术时间;手术中完整切除纤维瘢痕组织,并在术后放置引流管;术中对送检组织进行细菌培养,用以指导

术后用药。

③术后要完全止血，并在切口处放置引流管，术后 12 小时引流量小于 50mL 时可提前拔出；加强术后护理，尽早拔除导尿管，防止发生褥疮；手术结束后，采用抗菌药物预防和治疗1～2 周，老年患者需要适当延长抗菌药物的使用时间。

》 人工全髋关节置换术后如何预防退发性感染？

人工全髋关节置换术后要注意预防迟发性感染，全身如有其他部位感染，如扁桃体炎、皮肤感染、手足癣等要积极治疗。特别是感冒发热、牙龈发炎，或者泌尿系感染、肺炎等，出现这种感染一是要积极治疗，加以控制，否则这细菌可能会跑到置换的关节界面内，引起关节的合并感染。此外，最重要的是要增强机体抵抗力，细菌就是在人体抵抗力低的时候，才容易在体内扩增和繁殖。

》 人工全髋关节置换术后感染如何诊断？

人工全髋关节置换术后，患者出现发热及切口周围红肿、渗液、流脓，甚至切口裂开及窦道形成，即可诊断感染。但深部迟发性感染或晚期血源性感染，在出现急性感染征象前诊断较为困难。当出现下列情况时应考虑为术后感染：①术后功能已恢复正常的髋关节，突然出现不明原因的疼痛及关节功能减退。② X 线片示假体或骨水泥周围局灶性骨吸收、骨水泥断裂。③术后红细胞沉降率、C 反应蛋白恢复正常后再次升高，或术后红细胞沉降率、C 反应蛋白一直未恢复正常。

》 为什么说人工全髋关节置换术后感染通常是灾难性的?

人工全髋关节置换术后感染可以发生于早期,也可发生于术后几天至几年。其术后感染通常是灾难性的,可见疼痛、活动障碍,患者异常痛苦,花销巨大,文献报道病死率为7%~62%。人工全髋关节置换术术后早期感染与手术环境、手术创伤、手术进行的时间、植入物破坏人体解剖屏障、降低局部抗感染能力及未能预防性合理使用抗生素和术前未去除体内感染灶有关。人工全髋关节置换术后晚期感染临床也较为常见,占人工关节术后感染的1/3以上。细菌由身体其他部位感染灶经血行播散至抵抗力较弱的假体周围,由于生物膜的阻隔,不去除假体和骨水泥,很难达到彻底清创。

》 人工全髋关节置换术后感染分几种类型?

人工全髋关节置换术后感染通常由坏死引起,或由邻近的感染源引起,血源性感染也很常见。人工全髋关节置换术后感染分为:①早期术后感染,发生于术后1~4周。②晚期慢性感染,发生于术后4周,通常表现为隐匿性功能丧失或疼痛渐进性加重。③急性血源性感染,通常发生在晚期,表现为原来功能良好的关节突发功能障碍。④术前被认为是假体无菌性松动的患者,植入翻修物后,发现术中取出的标本细菌培养阳性。

》 人工全髋关节置换术后感染怎样治疗?

对于人工全髋关节置换术后发生的假体周围感染,应早期明确诊断,足量、及时应用敏感抗生素;彻底清创,尽量控制软组织被侵犯的范围。根据感染发生的类型，选用正确的治疗方案，可以通过一期或二期人工全髋关节翻修术来达到清除感染病灶、重建患肢关节功能的目的；对于全身条件差、年龄大、骨软组织严重缺损、免疫功能低下、感染难以控制者，可考虑行关节成形术或关节融合术。目前认为，取出假体、彻底清创和应用有效抗生素仍是假体周围感染治疗的主要方法。

》什么是人工全髋关节置换术后感染的一期假体翻修术？

随着对假体周围感染的认识与治疗的发展，加上治疗费用方面的压力愈来愈大，人们开始重新重视在翻修术中行一期假体更换。过去认为，这种疗法的感染率高、复发率高，并且无论全身给抗生素还是在骨水泥中掺加抗生素，都可能是非特异性抗生素治疗。上述疗法不适用于存在大块骨缺损、估计需要植骨的病例，以及难以确定致病菌，或致病菌有糖被膜生成的病例。该疗法也不适用于年龄较大及多次手术或长期卧床的患者。体质较好的患者，如果排除了感染复发的危险因素，具有重建所需的足够的骨质与软组织、致病菌为药物敏感菌或低毒菌等，可以选择这种术式。

存在窦道并有渗出物排出不应作为一期关节假体翻修置换术的禁忌证。仔细筛选病例并给予正确、精心的治疗，仔细进行外科清创、静脉使用敏感抗生素及应用掺有抗生素的骨水泥等，则一期假体更换关节成形的效果接近二期假体更换关节成形术。由此认为，未来可以接受的、有效的治疗方案应做到：仅住院一次、相关费用低廉、复发率低及致残率低等。一期假体更换关节成形术可避免任何中间过渡时期的关节不稳定状态、骨密度降低、废用性萎缩、肢体短缩及与软组织瘢痕有关的问题。

》 什么是人工全髋关节置换术后感染的二期假体翻修术?

应用掺有抗生素的骨水泥 Spacer 行二期假体更换（图 56），传统上已经成为人工全髋关节置换术后感染经积极清创、抗生素治疗失败后的标准治疗方法，感染复发率最低。分期更换还具有可以立即使用致病菌特异性抗生素治疗，允许在假体再植入进行治疗效果评估的优点。然而，这需要患者、医师及护理人员付出大量努力。

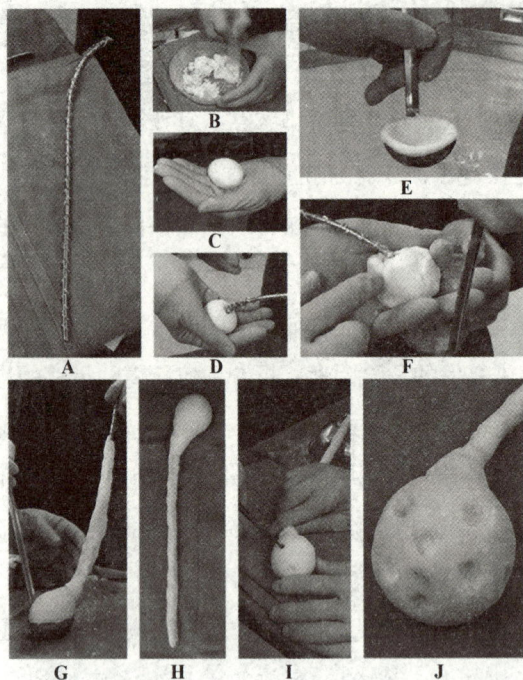

图 56 人工全髋关节置换术后感染翻修术中抗生素骨水泥 Spacer 的制备
A 至 J 为术中抗生素骨水泥 Spacer 的制备过程

» 人工全髋关节置换术后感染一期和二期翻修术的禁忌证与适应证如何掌握？

一期翻修术的禁忌证是慢性感染伴窦道形成。一期翻修术的适应证是毒力低的急性革兰阳性菌感染。二期翻修术的适应证是慢性感染出现窦道、大量骨侵蚀、感染细菌毒力较高。

» 人工全髋关节置换术后二期翻修术的优缺点是什么？

人工全髋关节置换术后二期翻修术的优点：①清创彻底，反复清创可以清除更多的多余软组织、坏死骨及残留骨水泥。②可确认感染病原体，根据药敏实验的结果选择敏感抗生素。③评估确认感染灶。④可以充分考虑关节假体摘除后功能丧失程度及翻修放入新假体的风险。

该手术的缺点：①延长功能丧失的时间及住院时间。②花费巨大。③推迟了康复时间。④由于瘢痕形成增加了手术难度。

» 人工全髋关节置换术后假体周围感染的细菌学特点是什么？

人工全髋关节置换术后假体周围感染以革兰阳性菌为主，且大多数为金黄色葡萄球菌和表皮葡萄球菌感染。

» 如何正确使用抗生素治疗人工全髋关节置换术后假体周围感染？

①对于对甲氧西林敏感的金黄色葡萄球菌或表皮葡萄球菌感染，使用利福平＋邻氯青霉素2周，2周后使用利福平＋环丙沙星，或利福平＋左氧氟沙星。②对于耐甲氧西林的金黄色葡萄球

菌或表皮葡萄球菌感染，使用利福平＋万古霉素，2周后使用利福平＋环丙沙星，或利福平＋左氧氟沙星，或利福平＋替考拉宁，或利福平＋夫西地酸钠，或利福平＋磺胺甲基异噁唑，或利福平＋美满霉素。

》 抗生素骨水泥治疗人工全髋关节置换及翻修后的效果如何？

抗生素骨水泥目前已广泛应用于人工全髋关节置换及翻修后感染的治疗，可以降低初次关节置换和翻修后感染的风险，效果很好。骨水泥与适量的抗生素混合后其材料特性和力学性能不会发生改变。不同抗生素在骨水泥中的释放率也不同，与骨水泥的孔隙率有着密切的关系。在骨水泥中加入能够增加孔隙率的添加剂，可以达到增加抗生素释放的目的。

》 人工全髋关节置换术后如何预防血栓形成？

下肢深静脉栓塞和肺栓塞是人工全髋关节置换术后常见并发症（图57），发生率高达11%～33%，发生后处理困难，因此预

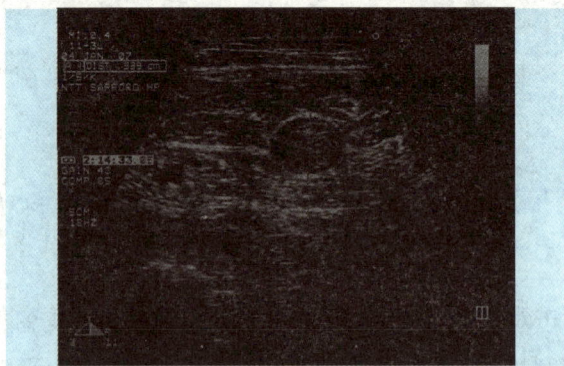

图 57　人工全髋关节置换术后超声显示下肢静脉内血栓

防十分重要，可采取下列方法预防：①术后使用弹力袜、下肢静脉泵。②踝泵的练习，即早期进行勾脚练习。③术后早期下床活动。④应用少量抗凝剂，如利伐沙班片或低分子肝素等。

》 人工全髋关节置换术后发生肺栓塞会致命吗？

下肢深静脉血栓是人工全髋关节置换术后常见并发症之一，发病率为35%～50%。血栓脱落可引起肺栓塞，较小的栓子脱落可无任何临床症状，来自主干静脉的脱落血栓可堵塞肺动脉主干，引起致命性肺栓塞（图58）。肺栓塞的早期诊断和治疗较困难，重在预防。术前应嘱咐患者多活动，练习肌肉收缩。长期卧床者，还应常规

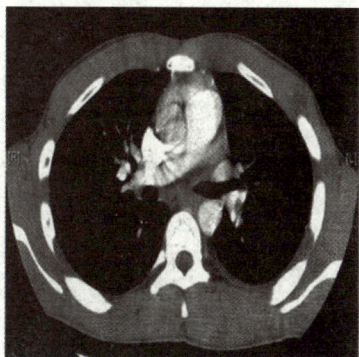

图 58　人工全髋关节置换术后螺旋CT 显示双侧肺栓塞

进行双下肢静脉彩超检查，排除血管基础疾病。术后早期可鼓励患者下地活动，配合下肢静脉泵。如术后出现下肢肿胀，应复查彩超。若发现静脉血栓应立即制动，请相关科室会诊，行融栓治疗或放置下肢静脉滤网。通常在术后12小时开始皮下注射小剂量低分子肝素至出院，以预防下肢深静脉血栓形成，效果良好。

》 人工全髋关节置换术中下肢长度准确控制的方法有哪些？

①在股骨转子下垂直打入第1枚克氏针（股骨颈骨折者先复位），在该针纵轴线相对应的髂嵴上打入第2枚克氏针，然后测

量两针之间的距离。髂嵴上的克氏针不拔，髋臼假体安装好，股骨柄假体在试模阶段将股骨转子下克氏针插回，再次测量两针之间的距离。通过对比两次所测距离调整假体型号，以达到所需要矫正的长度。②结合术前临床判断即术前建模，在手术过程中截下股骨头，修整后先放在一边。在试模的时候，通过肉眼观察对比假体与所截股骨头大小，根据目测结果选择相应的假体型号、调整股骨头的运动中心及偏心距。③长度 – 偏心距优化组合装置：该装置由三角形固定针、测量横杆、指针 3 部分组成。测量横杆连接固定针和指针，关节处由螺丝固定，该螺丝每旋 1格，测量杆改变 5mm。利用该装置通过术前测量与假体植入后再次测量进行对比，指导调整假体型号，观察下肢伸缩情况及偏心距测量。④L 型卡尺：患者侧卧，取后外侧手术入路，髋关节脱位之前用施氏针在髂前上棘固定，安装 L 型卡尺后，调整固定孔位置，稳定 L 型卡尺，长边和股骨纵轴平行，在长边和股骨大粗隆部位用电刀标记，记录长边测量值。待试模假体植入后，复位髋关节，恢复之前测量时的体位，安装 L 型卡尺，记录长边测量值。根据两次测量值调整假体型号。⑤导航技术：一是 X 线介导的导航系统，分为二维 X 线导航系统和三维 X 线导航系统，分别使用 C 型臂 X 光机采集多幅图像。医生通过对图像中解剖标志的确定，由系统完成注册，产生虚拟效果图。二是 CT 介导的导航系统。术前对患者骨盆、股骨的位置进行 CT 扫描，采集数据，术中从定位器获得患者解剖结构及手术器械的位置，信息通过导航系统进行注册，再根据导航系统提示进行手术。三是非影像介导的导航系统，术中由医生采集标志性的定位数据和关节的旋转中心，再通过系统计算生成虚拟三维影像，实现注册。

》 人工全髋关节置换术后肢体不等长怎么办?

人工全髋关节置换术后肢体延长超过 2.5cm，可并发坐骨神经麻痹；肢体短缩则造成股骨外展肌无力，关节周围软组织松弛，易发生脱位。术前应通过 X 线片准确测量双下肢长度差异，术中尽量予以矫正（图 59）。通常认为，双下肢相差 3cm 以内的患者不需特殊治疗，通过代偿或采用垫高鞋垫多能逐渐适应。

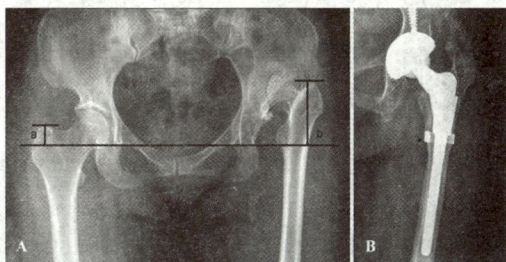

图 59　术前通过 X 线片准确测量双下肢长度差异
后术中予以截骨矫正
A. 术前；B. 术后

》 人工全髋关节置换术后假体无菌性松动下沉的原因有哪些?

人工全髋关节置换术后假体无菌性松动下沉的原因包括：①假体松动磨损产生的聚乙烯颗粒移动至假体远端，造成假体周围骨溶解。②假体材料与骨组织不能有机结合。③假体固定不牢或股骨距保留不足。④早期负重过多或老年患者骨质疏松脱钙。⑤骨水泥聚合不均匀，放置范围不够广泛，骨水泥断裂。⑥与手术者技术有关。

》 人工全髋关节置换术后假体脱位的主要因素有哪些？

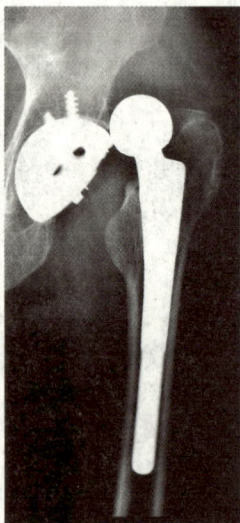

图 60　人工全髋关节置
换术假体位置安放不当

人工全髋关节置换术后假体脱位的主要相关因素包括：①假体位置安放不当（图 60）。这是术后诱发假体脱位的主要原因，可导致髋关节撞击、髋关节周围软组织张力失常。②髋关节周围骨赘及软组织过度切除。术中应彻底清理髋关节周围增生的骨赘及软组织，但前侧关节囊及骨赘清理过度会降低髋关节的稳定性。

》 人工全髋关节置换术后脱位的患者自身因素有哪些？

人工全髋关节置换术后脱位的患者自身因素包括：①患者依从性差：患者术后如能够按照医生的指导行功能锻炼，发生脱位的风险明显降低，而依从性较差的患者更容易发生脱位。②患者自身危险因素：有髋部手术史及患肢存在神经系统疾病的患者术后脱位的发生率更高。这可能是髋部手术导致外展肌肌力减弱、关节周围大量瘢痕组织形成、局部软组织张力降低或失衡等多方面因素共同造成的。③年龄与性别：有学者认为，年龄较大且长期卧床的患者因髋部肌肉韧带松弛、肌肉萎缩、肌力下降，导致人工全髋关节置换术后髋关节肌肉包裹不严，容易发生脱位，其中以老年女性更为严重，其术后脱位率高于老年男性患者。

》 人工全髋关节置换术后脱位的手术因素有哪些？

人工全髋关节置换术后脱位的手术因素包括：①手术入路：有学者认为前外侧入路易发生前脱位，后外侧入路易发生后脱位，而正外侧入路的脱位率最低。②软组织修复：髋关节周围软组织张力平衡对于维持人工关节的稳定十分重要。若髋关节周围软组织松弛、张力失衡，则容易发生脱位。术中应尽量避免损伤髋关节周围软组织，保留关节囊，并在假体安装后对关节囊进行缝合，修复梨状肌和外旋肌，以提高术后髋关节的稳定性，减少术后发生脱位的可能性。

》 不同的手术入路对人工全髋关节置换术后髋关节稳定性有什么影响？

人工全髋关节置换术前侧入路由于外展、外旋肌未受损，故肌肉的正常伸缩性恢复较快，但手术容易损伤股外侧皮神经、旋股外侧动脉。外侧入路可避免损伤外旋肌群，保护关节后方软组织，但要切断外展肌群肌腱或行大转子截骨，会破坏外展肌群，术后患者可能出现跛行。后侧入路的优点包括能更好地显露股骨小粗隆等结构、头臼的角度更加准确等。但由于手术需切断梨状肌、股方肌等外旋肌群和关节囊等髋关节后方稳定结构，因而有脱位的风险。改良后侧入路，可以保留外展肌群。由于其假体更易准确安放，再行后方软组织重建，不会增加术后脱位的风险。微创后外侧入路手术创伤更小，能够减轻手术创伤、减少出血量，但需要特殊的设备，且对医生要求较高。

》 人工全髋关节置换术后方软组织修复重建能够降低发生脱位的风险吗?

人工全髋关节置换术后,后方软组织的破坏是发生髋关节后脱位的一个重要原因。脱位风险和后方软组织破坏程度呈正相关,而外展肌力不足亦是发生后脱位的重要原因(图 61)。研究表明,后方软组织修复能够降低术后发生脱位的风险。髋关节周围软组织张力及动力对髋关节稳定性起重要作用,因此术后行髋关节后侧软组织修复(如外旋肌群、关节囊修补重建技术,自体阔筋膜重建髋关节后关节囊,经骨膜下分离骨膜–腱–囊复合组织瓣的全髋关节置换后路重建技术,臀大肌瓣转移重建外展肌技术)对于预防关节后脱位尤其重要。

》 人工全髋关节置换术后脱位的假体因素有哪些?

人工全髋关节置换术后脱位的假体因素包括:①髋臼:髋臼侧处理对术后关节的稳定性至关重要,植入的髋臼杯体首先要保证良好的稳定性,其次是术中要处理好髋臼假体前倾角、外展角。②股骨头大小:临床证实使用较大直径的股骨头能够降低患者髋关节脱位的风险。目前认为,较大直径的股骨头增加了脱位时的跳出距离,更大的跳出距离等于更高的稳定性,从而降低了脱位的

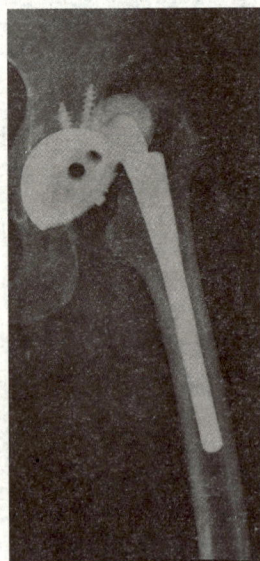

图 61 人工全髋关节置换术后脱位

风险，而且大直径股骨头增加了髋关节的活动范围，减小了股骨颈与软组织或臼杯边缘发生撞击的概率。③股骨柄：股骨前倾角在 $15°\sim 20°$ 被认为是相对安全的范围。有学者通过力学模拟实验证实，髋臼前倾角与股骨前倾角的 0.7 倍之和在 $37°$ 左右时髋关节的稳定性最高。

》 假体的位置与选择对人工全髋关节置换术后髋关节的稳定性影响如何？

①假体的位置：髋臼假体放置应保持 $15°\pm 10°$ 的前倾角和 $40°\pm 10°$ 的外展角，超过这一范围，脱位的发生率明显升高。前倾角过大容易发生前脱位，前倾角过小容易发生后脱位；外展角过大容易发生上脱位，外展角过小容易发生前脱位或后脱位。②假体的选择：有研究表明，全髋关节翻修术中较大直径的股骨头能够降低术后假体后脱位的发生率，原因可能是使用较大直径的股骨头假体有利于摩擦面润滑膜的形成，减少了关节界面的磨损。

》 为什么大直径股骨头假体球头可以降低人工全髋关节置换术后脱位的风险？

如果要发生脱位就需要相对大的移动距离。较大直径的假体头降低了颈与臼撞击的概率，增加了软组织的张力，从而降低了发生脱位的风险（图62）。

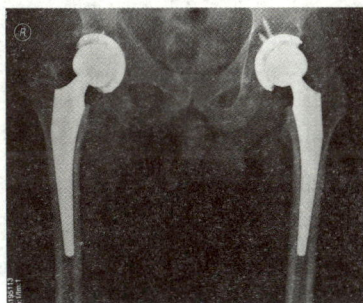

图 62 大直径股骨头假体可降低人工全髋关节置换术后脱位率

》 如何预防人工全髋关节置换术后髋关节脱位？

根据脱位的方向，人工全髋关节置换术后关节假体的脱位又分为髋关节前脱位和髋关节后脱位；根据脱位的程度分为半脱位和全脱位。人工全髋关节置换术后脱位发生的常见原因有软组织张力不平衡、假体安装位置不当、髋臼缘与股骨假体颈的撞击、术后不恰当的功能锻炼、外伤。

为预防脱位，人工全髋关节置换术中应避免过度松解，调整选择合适长度的假体，注意髋臼和股骨假体的安放角度。手术原因引起的脱位，术后要指导患者进行正确的功能锻炼，早期避免坐矮凳子、跷二郎腿、盘腿、侧身等危险动作。

人工全髋关节置换术后关节假体脱位通常可在医院内静脉麻醉后以牵拉手法复位，复位后制动或皮牵引3周，部分患者需石膏固定下肢数周。少数反复脱位的患者需行人工全髋关节翻修术。

假体植入位置欠佳、两侧软组织不平衡（尤其是外展肌的破坏）是造成人工全髋关节置换术后脱位的主要原因，因此术前仔细评价患者骨盆发育情况，并注意一些骨性标记的变异，术中正确安装假体，仔细清理髋臼周围的骨赘与骨水泥，注意髋周围软组织的修复，关闭伤口前认真检查手术髋的稳定性，是预防术后脱位的有效措施。

》 为什么人工全髋关节置换术后会发生神经损伤？

人工全髋关节置换术后坐骨神经、股神经、闭孔神经和腓神经均可受损，其中以坐骨神经损伤最为常见。通常发生于后外侧切口，且为不完全损伤。损伤的原因包括电刀灼伤，术中拉钩不当，过度牵引或术前肢体短缩，术后肢体过度延长，脱位和复位时损伤，血肿压迫、诱发和加重腰骶椎节段脊髓损害等。术后出现神经损害，若为肢体过度延长所致，可采用屈膝位以减小神经张力，亦可辅以神经营养药物治疗。不完全神经损伤多数可自行恢复。若术后 6 周神经没有恢复迹象，则需行神经探查术。

》 为什么人工全髋关节置换术中、术后会发生骨折？

人工全髋关节置换术中、术后均可能发生股骨、髋臼和耻骨支的骨折（图 63）。股骨骨折的发生率远远高于其他骨折。术中股骨骨折最常见于关节脱位时、股骨髓腔准备和股骨假体插入时及髋关节复位时。

术后股骨干骨折可能发生在术后数月或数年。常见原因：① 应力性骨折。②假体尖部远端骨水泥灌注不足而引发骨折。③足以引起正常肢体骨折的创伤暴力性骨折。股骨假体周围骨折的治疗主要取决于骨折的部位、假体是否稳定及股骨假体是否采用骨水泥固定。

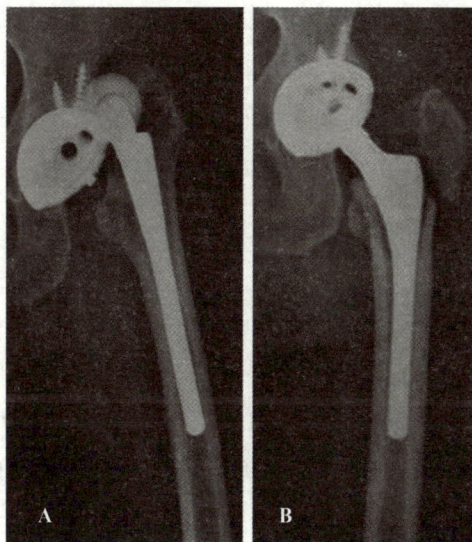

图 63　人工全髋关节置换术后股骨大转子骨折
A. 术后假体脱位；B. 复位时发生骨折

可选择的治疗方法包括保留假体牵引、切开复位、骨折内固定、更换假体等。

》人工全髋关节置换术中髋臼骨折常见的原因有哪些?

人工全髋关节置换术中髋臼骨折常见的原因包括:①髋臼假体直径与髋臼骨床直径相差过大:在非骨水泥型髋臼假体置换术中,常规选用比髋臼骨床终末直径大 2mm 的髋臼假体以达到满意的初始稳定。如果髋臼假体直径与髋臼骨床直径相差过大,可能带来术中髋臼骨折的风险。②骨质疏松:研究认为,骨质疏松、骨溶解造成的髋臼非常薄弱,磨锉、打压髋臼过程容易发生术中髋臼骨折。③手术操作不当:暴露髋臼使用 Hoffman 拉钩时,用力不当可造成髋臼前后壁骨折,影响髋臼假体的压配固定。④髋臼底部骨折:髋臼发育不良且髋臼底较薄的患者,或翻修手术中容积型骨缺损较大的患者,在髋臼磨锉时均容易出现髋臼底部穿通。⑤其他:翻修术中取出髋臼假体或骨水泥时不适当的撬拨也容易造成髋臼周缘的骨折。

》人工全髋关节置换术中股骨假体周围骨折 Vancouver 分型是怎样的?

人工全髋关节置换术中股骨假体周围骨折 Vancouver 分型首先由 Duncan 等于 1995 年提出。A 型为转子间骨折,B 型为假体柄周围骨折,C 型为骨折线在假体柄以远的骨折。Brady 等于 2000 年综合骨折的部位、假体的稳定性和股骨的情况,将 A 型分为大转子骨折(AG 型)和小转子骨折(AL 型),B 型又分为三个亚型[B1 型假体固定牢固;B2 型股骨质量尚可,假体出现松动；B3 型股骨有严重的骨丢失（如骨溶解或粉碎），并发假体松动）。Vancouver 分型不仅参考了骨折的部位，还参考了原假体的稳定性和患者股骨的质量，对术中和术后治疗方案的选择及制定有全面的指导作用，是目前应用最广且易于接受的分型方法。

》 影响人工全髋关节置换使用寿命的常见原因是什么？

人工关节的活动就像一个机器的"轴"，每天要活动无数次，尽管人工关节的材料很耐磨，但日久天长，任何材料都会有磨损。一般情况下使用 10 余年没有问题，也有患者在短期内即出现问题。例如：感染导致假体早期松动；手术中人工关节安装的位置及角度不正确使得在以后的活动中人工关节承受异常应力，造成过度磨损；手术中人工关节安装过长，造成肌肉拉力加大，使得人工关节的受力增加，从而导致关节的磨损增加。以上因素都可能影响人工关节的使用寿命。

》 什么是人工全髋关节置换术后的"碎屑病"？

磨损和颗粒性碎屑的产生被认为是影响人工全髋关节置换术后长期效果最主要的原因。在髋关节重建手术中存在几种潜在的产生磨损颗粒的来源，最常见的来自股骨头和髋臼内衬的结合面。研究表明，人工全髋关节置换术后金属、聚乙烯磨损碎屑在假体远期松动过程中起重要作用。磨损颗粒刺激各种巨噬细胞，引起假体周围骨溶解，从而导致松动。目前大多是应用减少磨损的关节面材料，如陶瓷对陶瓷、金属对金属关节面，陶瓷股骨头假体，高交联超高分子聚乙烯材料等，以期尽可能延长假体寿命。

》 什么是人工全髋关节置换术后的"骨水泥病"？

假体周围的骨溶解是人工全髋关节置换术后最常见的现象和主要长期并发症。这种现象的发生率随着时间的延长而增加，对假体寿命存在潜在的影响。骨溶解现象最初出现在骨水泥型人工全髋关节置换术后，因此被称为"骨水泥病"。鉴于此，人们发展了非骨水泥型假体固定技术。然而人们发现，不用骨水泥型假体固定依然不能避免骨溶解现象的发生。

》 人工全髋关节置换术后髋关节疼痛的原因是什么？

患者在行初次髋关节置换术后，如果早期就出现髋关节疼痛等临床症状，要考虑深部感染、假体不稳定、撞击和软组织不平衡等因素；如果髋关节疼痛发生在术后一段时间，骨溶解、感染及无菌性松动（图64）则有可能是主要的原因。

》 人工全髋关节置换术后髋臼假体 松动的表现是什么？

髋臼假体松动所导致的疼痛常表现在腹股沟区或臀区深部，直腿抬高试验可使疼痛加重。患者最初常在刚一站立或行走时突发疼痛，持续一段时间后疼痛缓解。严重的静息痛或夜间痛则提示有可能发生了感染。

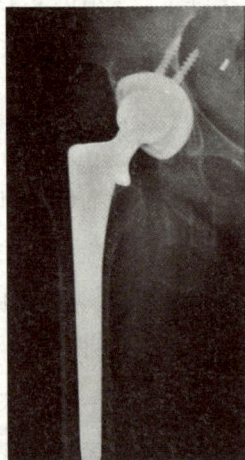

图64 人工全髋关节置换术后髋臼及股骨假体均发生松动

》 人工全髋关节置换术后假体松动如何处理？

人工全髋关节置换术后假体松动通常与假体型号的选择、手术技术及术后发生骨溶解相关。人工髋关节一旦出现松动，就需要进行关节翻修手术。目前有专门为翻修手术特制的髋关节假体及手术器械。翻修手术较初次手术复杂，可能需要植骨、更换关节假体类型或使用特制假体等。经过翻修术后，绝大部分患者可以获得理想的手术效果。

》 人工髋关节假体"头"和"臼"是如何匹配的？

人工髋关节是由一个"头"和一个"臼"组成的轴。在选择材料时，"头"和"臼"有3种匹配：①金属的头对高分子聚乙烯（硬塑料）的臼。②陶瓷的头对高分子聚乙烯（硬塑料）的臼。③陶瓷的头对陶瓷的臼。

》 髋关节假体磨损率如何？

在离体的实验中证实，金属的头对高分子聚乙烯（硬塑料）的臼，一年有0.2mm左右的磨损，临床使用中磨损度要更高一些。磨损下来的微小颗粒对骨头有溶解作用，产生"吃骨头"现象，最终导致人工关节松动（图65）。陶

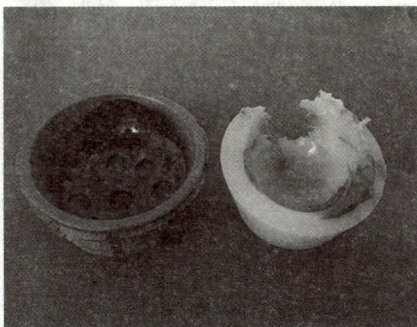

图65　人工髋关节置换高分子聚乙烯髋臼假体磨损

瓷头对高分子聚乙烯（硬塑料）的臼一年有 0.1mm 左右的磨损量，而陶瓷头对陶瓷的臼一年仅有 0.01mm 的磨损量。陶瓷的耐磨度很好，只是相对别的材料易碎。现代工艺都尽可能保留了陶瓷的硬度，同时又减少了其脆性。除此之外，近些年也有少部分金属头对金属臼的匹配，磨损度相对也比较小。

» 人工全髋关节置换术后产生的金属离子对人体会有哪些不利影响？

目前所用的金属假体多为钴铬钼合金假体，产生的金属离子主要为钴铬金属离子。髋关节置换术后患者体内钴铬金属离子含量往往超出生理范围。金属离子的产生主要有电化学腐蚀（体内金属腐蚀）和机械磨损两个途径，以及间接来源于这两个过程中的金属碎屑。电化学腐蚀就是金属和电解质组成两个电极，形成腐蚀原电池。髋关节置换术后电化学腐蚀来源于机械磨损产生的金属颗粒及损坏的钝化膜，导致内环境直接接

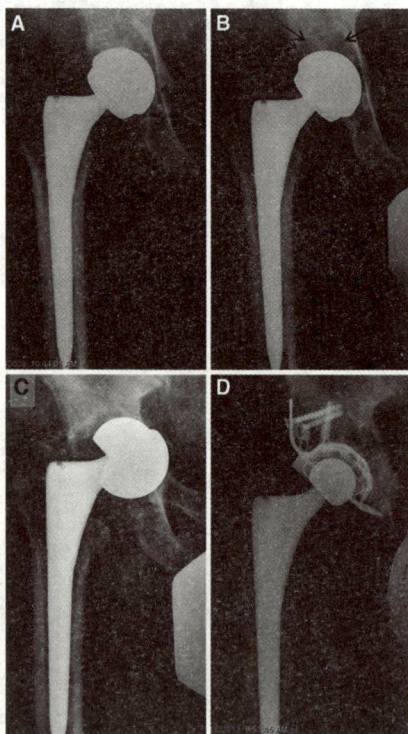

图 66　金属（金）对金属（金）髋关节置换术后假体松动翻修术

A 至 D 为金对金人工全髋关节置换术后髋臼假体逐渐松动及翻修术后系列 X 线片

触假体金属，使其被腐蚀。机械磨损主要来源于假体不断承受压力碰撞、刮擦、弯曲等外力，导致其表面的钝化膜破坏，产生金属颗粒，并通过循环系统到达人体各个器官而影响其正常功能，亦可在局部聚集，引发炎症反应，甚至引起假体松动（图66）。

» 人工全髋关节置换术后产生金属离子的病理学效应有哪些？

①致癌性：铬离子是致癌原，钴离子是可疑致癌原，六价铬则是一类致癌物质。铬离子在细胞中经历一系列还原过程，产生大量活性氧，导致细胞DNA损伤，引起致癌基因激活，是其致癌的主要原因。②过敏反应：人工全髋关节置换术后有一部分患者会出现金属离子过敏反应，主要表现为迟发型超敏反应或局部炎性假瘤。金属离子本身是一种半抗原，并不能单独引起免疫反应，但它可以与特异型血清蛋白结合，形成金属蛋白复合体，在抗原递呈细胞的作用下活化外周血淋巴细胞，引发淋巴细胞的Ⅳ型超敏反应。③对骨细胞的影响：钴铬离子对成骨细胞有毒性作用，可导致碱性磷酸酶活性降低及蛋白质、DNA、RNA合成减少。④细胞毒性：钴离子和铬离子可通过激活内源性和外源性细胞凋亡途径诱导细胞凋亡。

» 影响人工全髋关节置换术后金属离子产生的因素有哪些？

影响人工全髋关节置换术后金属离子产生的因素有以下几种：①年龄：年轻患者术后有较高的生活质量需要，日常活动较多，使得髋关节活动量、强度及活动角度等较大，加速假体磨损，有可能增加金属离子的生成量。②肥胖：肥胖患者髋关节假体负荷增大，加重假体磨损，有可能增加金属离子的生成量。③材质：虽然陶瓷界面特别是陶对陶假体的出现，大大减少了金属离子的产生，但金对金假体依然会有金属离子的产生。金属离子可随血液循环系统遍布全身各个器官，产生累积性损害。

人工全髋关节置换翻修术

》 人工全髋关节置换翻修术离我们有多远？

目前人工全髋关节置换术被认为是疗效肯定的治疗方法。但是，即使是最成功的全髋关节置换术也存在一个使用期限的问题。目前所有的全髋关节手术中大约有 10% 是翻修手术。由于老年人寿命普遍延长、接受该手术的患者中假体使用超过 20 年的人数逐步增加，以及该手术适用范围的年轻化趋势，使未来全髋关节置换翻修手术的数量继续增多。在我国现阶段，初次人工关节置换术日益普及，但手术操作尚未规范，加之手术适应证范围扩大，造成假体周围大量骨溶解、骨量丢失、骨缺损、应力遮挡、假体松动、移位等，使得复杂、高难度的全髋关节置换翻修术日益增多。

》 各国人工全髋关节置换术后常见的翻修原因是否有差异？

初次人工全髋关节置换术后翻修率各国报道不一。美国 2002 年报道的翻修病例占初次置换病例的 17.5%，瑞典关节登记系统报道的翻修率为 7%，澳大利亚关节登记系统报道的翻修率达 14%，国内尚缺乏相关的权威数据。国外文献报道的翻修原因中，骨溶解、假体松动约占 70%，关节不稳占 10%～15%，感染占

5%～7%。据国内一些医院翻修比例的初步统计，无菌性松动占61.3%，感染占15%，股骨头置换术后髋臼磨损占9.2%，假体周围骨折占8.8%，关节不稳占2.7%。

» 人工股骨头置换术后全髋关节翻修的主要原因是什么？

髋臼磨损和股骨头中心性脱位是人工股骨头置换术后全髋关节翻修的主要原因。若手术指征正确、手术技巧娴熟，翻修手术可以获得良好的临床效果。

» 人工全髋关节置换术后翻修的常见原因是什么？

人工全髋关节置换术后翻修的常见原因有以下几种：

①假体松动：假体无菌性松动是人工全髋关节置换术失败的最常见原因，而骨溶解是导致无菌性松动的主要原因。临床症状主要为运动时疼痛，功能受限。X线片表现：非骨水泥固定的假体周围骨质吸收，有透亮线形成，假体位置改变；骨水泥固定表现为骨界面连续性透亮线，骨水泥断裂，假体松动，继发性骨质疏松。

②髋臼磨损（图67）：

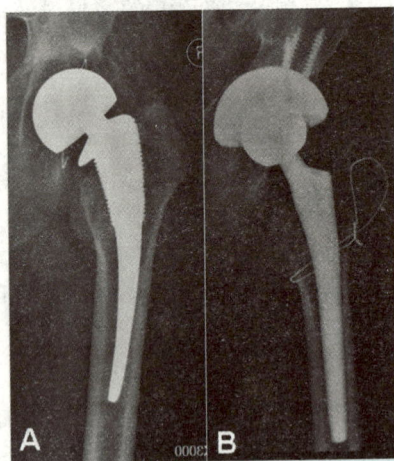

图67　人工股骨头置换术后髋臼磨损行人工全髋关节翻修术

A.人工股骨头置换术后髋臼磨损；B.人工髋关节翻修术

股骨颈骨折进行股骨头置换后，如果患者身体健康状况良好、运动量大，并伴有骨质疏松，金属头与髋臼的摩擦消耗大，易产生髋臼磨损。X线片表现为髋关节间隙变窄，软骨下骨硬化，髋臼变薄，严重者股骨头呈中心性脱位。

③假体位置不良及周围骨折：假体位置不良包括髋臼杯和假体柄位置不良。臼杯植入不合理会改变假体与骨界面的应力；假体柄植入不良引起内翻或外翻会产生大腿部疼痛，股骨皮质磨损。假体周围骨折多由患者合并严重骨质疏松、术中操作不当及术后长期磨损引起。术中操作不当包括脱位手法及扩髓粗暴，植入假体方向不准。50%的假体位置不良及周围骨折能在术中发现，其余部分可在术后摄片发现。

④术后感染：虽然目前采用很多方法预防感染，将感染控制在1%以下，但随着手术总例数的增加，感染病例仍不断增加，且感染最难处理。感染可导致局部肿胀疼痛，X线表现为骨膜反应、骨溶解及假体松动。

⑤人工关节脱位（图68）：脱位原因包括髋臼或股骨柄的外展或前倾角不合适；臀中肌损伤，软组织失衡；术后早期过度屈髋、旋转髋关节。

⑥假体断裂：随着人工关节设计及假体材料的发展，由于假体原因造成的关节置换手术失败已不多见。假体断裂可出现于股骨侧陶瓷头碎裂，原因是长期剧烈运动反复挤压造成疲劳性断裂。

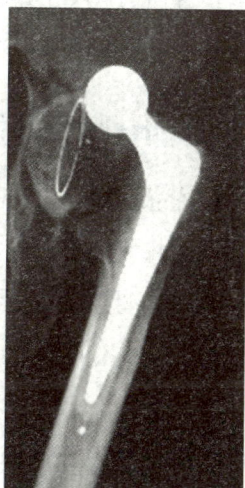

图68　人工全髋关节置换术后髋臼周围骨折伴髋关节脱位

≫ 人工全髋关节置换翻修术的风险大吗？

一般人工全髋关节翻修术比初次置换术要困难得多，其手术时间长、出血多，出血并发症的概率较大，术后致残率、死亡率较高。由于翻修术的高难度、高风险，较初次手术复杂得多，因此要求术者必须有周密的手术计划，充分考虑估计术中可能出现的各种困难，并做好相应的准备工作。

≫ 什么是髋臼骨缺损的 Paprosky 分型评估？

髋臼骨缺损 Paprosky 分型评估是依据术前患者 X 线骨盆正位片中髋臼侧假体移位程度，髋臼前后柱、内侧壁及上缘状况，对髋臼侧不同结构出现的骨缺损和髋关节旋转中心移位程度做出评估，进而为髋关节翻修术时髋臼重建所需植骨、内固定方式及内置物选择提供参考。

≫ Paprosky 髋臼骨缺损分哪三型？

Paprosky 髋臼骨缺损 I 型有极少量骨量丢失，髋臼承重结构及前后柱完整，髋关节旋转中心无移位。Paprosky 髋臼骨缺损 II 型见中等骨量丢失，髋臼上缘及内侧壁骨量丢失而前后柱完整，旋转中心移位 <3cm，髋臼缘不完整而仍能支撑髋臼杯半球结构（IIa 型指旋转中心上移 <3cm，髋臼顶部结构完整；IIb 型指旋转中心出现上移和内移，髋臼上缘有缺损；IIc 型指旋转中心内移，髋臼内侧壁骨缺损）。Paprosky 髋臼骨缺损 III 型存在严重骨缺损，同时累及髋臼周围所有承重结构，旋转中心移位 >3cm，并常伴有骨盆不连续（IIIa 型呈中重度骨缺损，累及整个髋臼缘和髋臼后柱，旋转中心向侧上方移位，30%～60% 承重骨骨量丢失；Ⅲb 型呈重度骨缺损，累及整个髋臼缘及前后柱，旋转中心向内上移位，60% 以上承重骨骨量丢失)。

》 Paprosky 髋臼骨缺损Ⅰ型如何治疗？

Paprosky 髋臼骨缺损Ⅰ型患者行髋关节翻修术时骨缺损修复重建及保留骨储量显得尤为重要。为了能更好地保证髋臼假体覆盖率和初期稳定性，最常用的方法是采用颗粒骨植骨填补骨缺损。同种异体骨目前广泛用于骨缺损修复治疗，对于髋关节翻修术髋臼骨缺损修复重建有非常好的治疗效果，可为髋臼侧假体提供足够的中远期稳定保障，但其存在数量有限、价格昂贵及疾病传播等问题。多孔羟基磷灰石颗粒可替代同种异体骨，能为人体成骨提供所需的合适网状结构。多孔羟基磷灰石颗粒植骨配合非骨水泥型髋臼杯施行髋关节翻修术，有非常好的临床疗效。

》 Paprosky 髋臼骨缺损Ⅱ型如何治疗？

Paprosky 髋臼骨缺损Ⅱa 型相对严重，可采用打压植骨后反向锉磨技术。颗粒骨打压植骨联合较大直径非骨水泥型髋臼杯能够为假体提供十分可靠的初期及中长期稳定性。对 Paprosky 髋臼骨缺损Ⅱa 型压配安装髋臼杯后辅以松质骨螺钉固定，可为髋臼侧假体组件初期稳定提供有效帮助，有利于假体骨长入并维持中远期稳定。Paprosky 髋臼骨缺损Ⅱb 型以上患者的治疗方案各异，可选用颗粒骨打压植骨、同种异体结构骨植骨、混合型植骨、多孔钽金属填补骨缺损，尽可能恢复并维持骨量，提高髋臼侧假体

覆盖率，维持假体初期稳定。对 Paprosky 髋臼骨缺损Ⅱc 型以上
患者实施植骨的同时，尚需辅以可靠的固
定处理；对于重度髋臼骨缺损，尤其是非
包容性骨缺损，植骨时辅以髋臼加强结构
（图 69），如加强环（ring）结构、重建罩
（cage）和钢丝网（mesh）固定，将其转
化为包容性骨缺损，可使假体获得良好的
初期稳定及中远期生存率。

》Paprosky 髋臼骨缺损Ⅲ型如何治疗？

　　Paprosky 髋臼骨缺损Ⅲ型若发生于髋
臼所有支撑结构，呈现严重的非包容性缺
损，并伴有骨盆不连续，单纯颗粒骨打压
植骨及反向锉磨技术已无法提供足够的假
体覆盖率，此时适宜采用同种异体骨结构
性植骨方法。

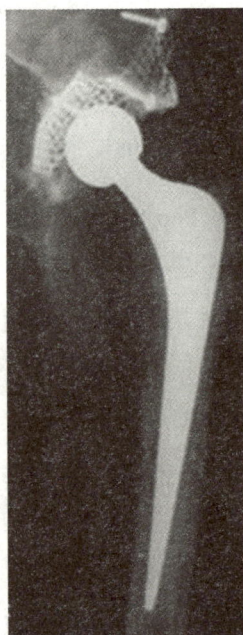

图 69　人工全髋关节翻修术后髋臼加强结构

》髋臼骨缺损 AAOS 分型分为几类？

　　髋臼骨缺损 AAOS 分型主要有以下几类：Ⅰ型为节段型缺
损，指髋臼半球形支持结构缺损，包括内侧壁；Ⅱ型为腔隙型缺
损，指髋臼骨性包容结构缺损，不累及支持结构；Ⅲ型为节段型
与腔隙型骨缺损并存；Ⅳ型骨缺损累及髋臼的前柱和后柱，导致
骨盆的连续性中断；Ⅴ型骨缺损为关节融合。髋臼骨缺损 AAOS
分型主要根据髋臼骨缺损的形态及位置进行分类，没有涉及骨缺

损的量。

》 人工全髋关节置换术后骨缺损的重建方法有哪些？

人工全髋关节置换术后骨缺损的重建方法主要有颗粒骨和结构性植骨。颗粒骨植骨主要用于重建髋臼包容性骨缺损和股骨髓腔内植骨，颗粒骨起到充填和支架作用，新生血管能够较快长入，新骨形成先于骨吸收，植骨区力学强度持续升高，在植入颗粒骨过程中，常使用打压植骨技术，10年生存率达90%以上。

》 人工全髋关节置换翻修术中如何进行髋臼骨缺损的重建？

对于人工全髋关节置换翻修术中髋臼前后柱及顶部可以提供有效支撑的病例，可以通过增大髋臼假体的尺寸来消除骨缺损，同时配合使用大直径的股骨头假体，还可以有效防止术后脱位的发生。骨盆连续性中断型骨缺损翻修手术中，采用钢板将髋臼前后柱固定，或者使用髋臼加强环，并且在骨缺损处植骨，但最终结果取决于骨盆连续性中断处是否愈合。如果发生不愈合，一切内固定只能起到临时支撑作用，最终会出现假体松动和手术失败。

》 人工全髋关节置换翻修术髋臼假体及固定方式如何选择？

人工全髋关节置换翻修术髋臼假体分为非骨水泥型和骨水泥型两种。由于骨水泥可能渗漏到植骨间隙，不利于植骨或骨折的愈合，同时骨水泥渗漏影响骨水泥壳的强度，都会导致其松动率升高，目前骨水泥翻修主要用于骨质情况较差、高龄、预期寿命较短的患者，可以获得假体即刻稳定性。由于近年来发现骨水泥假体松动率较高，因而逐渐被非骨水泥型假体替代。对于髋臼骨缺损巨大的病例，在行颗粒骨打压植骨的基础上，应该考虑使用髋臼加强环。通过加强环侧翼孔植入数枚螺钉，将其牢牢固定在髂骨耻骨和坐骨上，为重建髋臼提供一个解剖支撑，不但对植入的异体骨提供支撑固定，而且可加强环内植入骨水泥假体，便于调整髋臼位置。非骨水泥型髋臼假体要求髋臼缘保留 2/3 以上，且臼底完整，臼底至少 50% 的面积可以与髋臼杯表面接触。如果髋臼骨缺损，臼缘完整，假体可被骨性髋臼缘环抱，形成包容性骨缺损或缺损较小的节段性骨缺损，经适当处理后，使用非骨水泥臼杯，远期效果良好。由于多数股骨近端存在骨缺损，需要特殊的翻修假体才能满足要求。广泛涂层远端固定假体应用较为广泛，不但可以承受轴向压力，还可承受抗旋转扭力，不但可以即刻获得假体稳定，而且有利于骨长入，远期随访效果良好。

》 颗粒骨打压植骨结合非骨水泥髋臼固定在髋臼翻修中的疗效如何？

颗粒骨打压植骨结合非骨水泥髋臼固定方法可有效修复髋关节翻修中髋臼 AAOS Ⅱ型、Ⅲ型骨缺损，恢复骨量，并能提供良好的早期稳定性。

》 大直径多孔臼杯在人工髋关节翻修术髋臼骨缺损中的价值如何？

应用大直径多孔臼杯假体能在一定程度的髋臼缺损中起到类似桥接钢板的作用。根据不同情况结合打压植骨或结构植骨，术后初期、中期效果满意。在打压植骨中将宿主骨床暴露清楚，清除碎屑和肉芽瘢痕，不会因骨量不足而忽视对髋臼的锉磨。有血运的宿主骨髋臼的锉磨界面是保障骨长入的必要条件，同时，根据锉磨后剩余的髋臼骨量，判断并决定植骨方式和植骨量。这样，多孔臼杯假体既起到桥接钢板的固定作用，又起到植骨的框架支撑作用。

》超大生物型臼杯行髋关节翻修术的疗效如何？

采用超大生物型臼杯行髋关节翻修术具有操作简单、植骨量少、易恢复髋关节旋转中心等优点，可获得较好的疗效。

》打压植骨技术结合金属网罩在髋关节初次置换或翻修术骨缺损重建中的疗效如何？

在髋关节翻修术中采用打压植骨技术并结合应用金属网罩的方法能较好地重建髋臼侧严重骨缺损，恢复骨量，可辅助髋臼安放在理想的生物力学位置，并能提供良好的早期稳定性。

》人工全髋关节置换翻修术中如何进行股骨骨缺损的重建？

在人工全髋关节置换翻修术中行股骨翻修时，皮质骨板不但可以为骨缺损区域提供有效的机械支撑，而且皮骨骨板与宿主骨愈合后可以提高骨储备量，应用于严重的股骨侧骨缺损修复和假体周围骨折效果良好。对于预期寿命较短的老年患者，骨水泥翻修柄可以即刻获得稳定，有利于早期完全负重活动，减少长期卧床并发症，临床短期随访效果满意。

》 人工髋关节术后股骨假体周围骨折 Vancouver 分型及治疗策略是什么？

人工髋关节术后股骨假体周围骨折 Vancouver 分型包括以下几种。A 型，骨折位于假体近端，如大转子或小转子骨折。B 型，骨折发生在假体柄周围或刚好在其下端；B1 型，假体固定牢固，无明显骨量丢失；B2 型，假体松动，但无明显骨量丢失；B3 型，假体松动并有严重的骨量丢失。C 型，骨折发生于距假体尖端较远的部位。

其治疗策略包括：

A 型，多数可采用卧床或制动并密切观察，如骨折是严重的骨溶解所致，应行翻修术，必要时可同时翻修髋臼假体。

B1 型，非手术的并发症较多，且松动、骨折不愈合及畸形愈合发生率较高，多采用切开复位内固定治疗，多使用钛缆或螺钉、异体骨板及钢板。B2 与 B3 型，需要更换假体。

C 型，骨折需要切开内固定。若假体已经松动，可先行切开复位内固定处理骨折，待骨折愈合后再行翻修术。

》 非骨水泥型长柄假体在髋关节翻修术中怎样应用？

全髋关节置换术后股骨假体周围 Vancouver B2、B3 型骨折，骨折线往往接近或超过假体远端，因此非骨水泥型假体远端需要超过骨折线才可获得可靠的假体柄固定。选择长度合适的长柄非骨水泥柄，跨越近端骨皮质薄弱区或缺损区，避免皮质骨薄弱处发生应力集中，可有效降低术后假体周围再骨折的发生率。对于股骨近端骨缺损严重的患者（骨溶解假体松动、感染髋二期翻修），应用髓内同种异体颗粒骨打压植骨修复股骨中上段骨缺损，重建股骨干骺端，同时通过远端固定才能实现假体的稳定，防止假体下沉，近端的打压植骨可以增加抗旋转的稳定性。翻修柄的长度需要超过初次假体远端 4～6mm，固定才比较可靠。因此，对于复杂的股骨侧翻修手术，应尽可能选择非骨水泥型长柄假体（图 70）。特别是股骨干骺端骨质条件差、中段有骨缺损、近端不能获得牢固固定的病例，术中结合同种异体颗粒骨打压植骨处理股骨中上段中、重度骨缺损，翻修术中远期临床疗效良好。

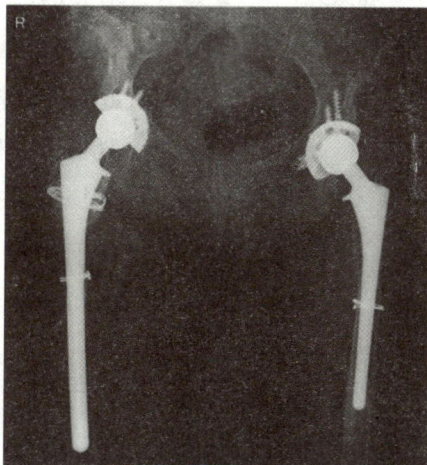

图 70　人工全髋关节翻修术非骨水泥型长柄股骨假体的应用

》 什么是组配式 S-ROM 假体?

　　组配式 S-ROM 假体由一个钛合金柱形柄和一个干骺端表面多孔涂层袖套组成，股骨柄表面高度抛光，骨长入依靠近端独立的袖套来完成（图 71）。股骨柄与袖套通过 Morse 锥连接，袖套呈锥形，具有一个三角形突出部，可在假体与近端股骨间提供椭圆形交锁，保证了股骨干骺端假体旋转稳定性；袖套表面呈阶梯状沟槽，可将剪切力转化为压应力。S-ROM 假体股骨柄直径范围为 6～21mm，不同直径的股骨柄有 10 种型号的袖套与之相配。其中直径为 6～8 mm 的股骨柄仅有直柄；直径≥9 mm 的股骨柄分为短直柄与长弯柄，且长弯柄分左、右侧。在股骨柄的远端有 8 条侧棱，较股骨柄直径大 1.25mm，可以提供假体旋转稳定性；同时有一条冠状缝（closepin 结构）与股骨颈平行，以减少股骨柄弹性模量，降低应力遮挡，以及保证柄末端在进入股骨前弓部时可以适度弯曲，缓解假体与股骨刚度差异所引起的大腿痛。

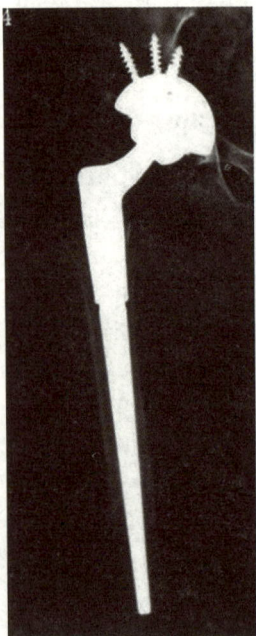

图 71　人工全髋关节置换术后股骨假体松动行 S-ROM 假体翻修

» 组配式 S-ROM 假体在髋关节翻修术中如何应用？

股骨假体松动需二次翻修时，因初次置换术后骨溶解和机械性松动，以及骨质与软组织被严重损坏，重新获得假体稳定性较差。S-ROM 假体设计允许在近端股骨髓腔与远端股骨干分别达到适配，术中首先通过器械将残余股骨近端硬化的皮质骨进行修整，其次利用假体组配性，在不规则缺损的股骨近端达到适配，最后通过型号独立、具有远端锐棱的股骨柄在股骨干获得稳定。

人工全髋关节置换导航技术

» 3D 打印导模技术在股骨头坏死微创髓芯减压中的优点是什么？

3D 打印导模技术用于早中期股骨头坏死的微创髓芯减压，其优点主要包括：①无比精准的髓芯减压。②明显缩短手术时间。③微创手术减少出血量。④极大降低医生和患者的放射性损伤。

» 3D 打印导模技术在股骨头坏死微创髓芯减压中具体怎样应用？

3D 打印导模技术在股骨头坏死微创髓芯减压中的具体应用步骤包括：①在患者股骨大转子顶点及下方约 50mm 处垂直于人体矢状面分别钻入 3 枚直径 3mm 的克氏针，其中下边两枚针距约 15mm，分别将克氏针穿透一侧骨皮质，固定于股骨上端，在距离皮肤 50mm 处将克氏针剪断，而后行髋关节 CT 扫描。②将髋关节 CT 扫描数据导入 Mimics 软件中，重建患侧股骨头，显示出囊变区域的体积、位置及形状。通过 Mimics 软件计算最佳减压通道，模拟设置直径为 2mm 的髓芯减压引导针。③将以上数据导入 Pro/e 软件，绘制与股骨上端的三枚克氏针及一枚髓芯减压引导针适配的导航模板，通过 3D 打印快速成型技术制成导航模板。④术前将精准髓芯减压导航模板及髓芯减压引导针常规送消毒供应科消毒，术中将精准髓芯减压导航模板安装固定至三枚定位克氏针远端35mm处，将髓芯减压引导针穿过导航板倾斜孔钻入股骨头坏死囊变区，进针距离以Mimics软件计算囊变区位置深度为准，完成股骨头坏死精准髓芯减压术的术前导向。

》 数字骨科技术在人工全髋关节置换术中有怎样的应用价值?

数字化骨科辅助技术可以对人工髋关节髋臼大小的选择、安装角度及深度等进行分析和测量，甚至可以用健侧髋臼的镜像体模型作为人工关节安装位置的标准，模拟人工关节安装等操作过程。虚拟手术过程能提高术者在真正实施手术时对髋关节假体选择的准确率，降低关节松动及假体周围骨折的发生率，缩短手术时间，提高术后关节置换的满意率。

》 什么是人工全髋关节置换术的计算机辅助手术?

人工全髋关节置换术的计算机辅助手术（Computer-Aided Surgery，CAS）的核心是导航技术，即利用计算机技术将术前的影像数据与术中患者的解剖结构准确对应，通过检测标记点实时跟踪手术器械并在虚拟场景中显示，实时将信息传递给手术医生。CAS术前可以获得三维影像数据并模拟髋关节活动度，有利于制订术前计划；术中可以实现追踪并指导手术操作，还可以评估术中假体安放位置。CAS能提高人工全髋关节置换术假体置入的准确性，从而减少术后脱位等并发症的发生。与传统人工全髋关节置换术相比，人工全髋关节置换术的计算机辅助手术（图

72）具有更高的临床应用价值。

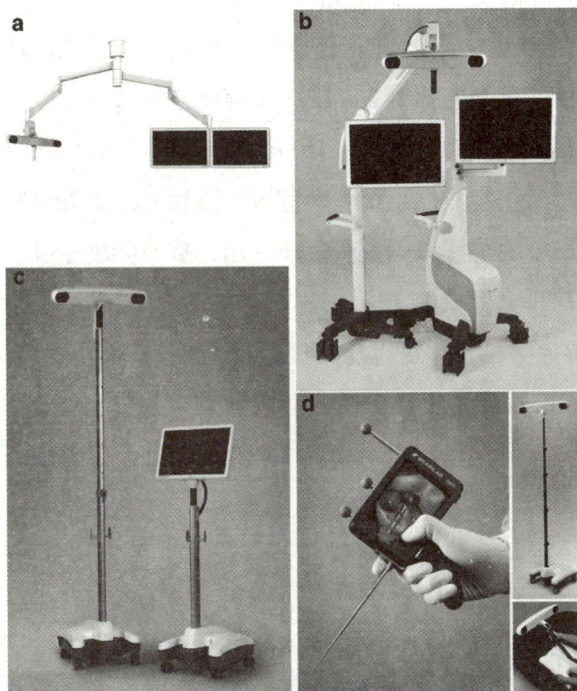

图72　人工全髋关节置换术中导航技术平台

》 人工全髋关节置换术常用的手术导航系统分为哪两大类？

人工全髋关节置换术手术导航系统分为影像导航系统（CT导航系统、透视导航系统）和非影像导航系统。

》 人工全髋关节置换术的影像导航系统分为哪两类？

人工全髋关节置换术的影像导航系统分为CT导航系统和透

视导航系统。①CT导航系统（图73）：术前医生根据该系统采集的CT数据重建骨盆和股骨的三维模型，结合CT影像选择与患者髋臼和股骨髓腔相匹配的假体，然后通过系统模拟显示假体置入后的影像及假体置入后髋关节屈伸活动情况，以检验活动区域，观察是否出现骨与骨、骨与假体或假体与假体之间可能撞击的情况。②透视导航系统：通过术中透视追踪采集双侧髂前上棘和耻骨结节的位置以确定骨盆前平面，从而完成注册，术中可以实时追踪手术器械的定位，指导假体安装。此系统不需要术前行CT等影像学检查，可以应用于人工全髋关节置换术、翻修手术等CT导航系统无法导航的手术。

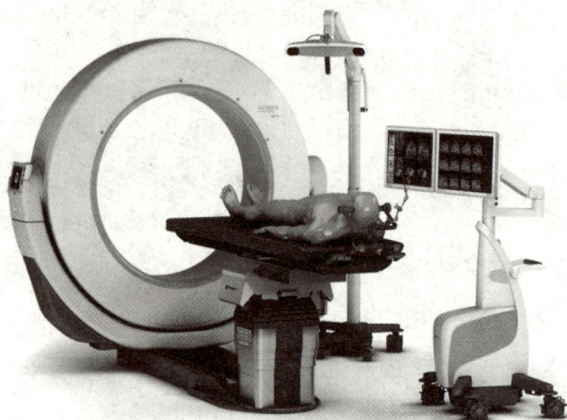

图73　人工全髋关节置换术CT导航系统

》 人工全髋关节置换术的非影像导航系统的优点是什么？

人工全髋关节置换术的非影像导航系统（图74）无需术前影

像资料，通过关节动力学及术中医生所见髂前上棘和耻骨结节解剖标志进行导航，以此作为参照引导臼杯的安装。此系统精确可靠，临床实践中使用更广泛，效果更好。

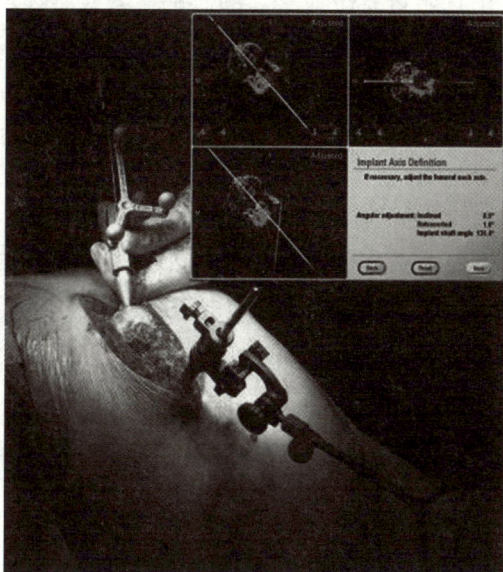

图 74　人工全髋关节置换术的非影像导航技术

》 人工全髋关节置换术导航技术需做怎样的计划？

人工全髋关节置换术导航技术手术前需要获取 CT 导航系统所需数据或术中获取透视或非影像导航系统所需数据，然后系统才能生成三维影像数据。

》 人工全髋关节置换术导航技术的具体步骤是什么？

人工全髋关节置换术导航技术的具体步骤是：

1. 获取数据和注册

（1）CT 导航系统：CT 导航系统术前需采集 CT 影像，通过患者术前 CT 影像与术中骨盆和股骨的解剖标志整合进行导航。最佳定位标志是距离髋臼顶 3cm 髂骨的一点及股骨小粗隆平面。系统通过匹配将术前的 CT 影像与患者各解剖标志在手术床上的实际位置一一对应，完成注册。然后实时向术者反映手术器械与患者各个解剖部位的关系，以指导假体安装。

（2）透视导航系统：术前无需采集影像数据，术中使用 C 型臂 X 光机采集 2 幅或多幅透视图像，然后通过术者对图像中解剖标志的确定，由系统自动完成注册并生成模拟透视效果。这种方式要求术者能够准确辨别透视图像中的解剖标志。

（3）非影像导航系统：术中采集解剖标志位置数据后追踪关节的活动，以确定相应关节的旋转中心位置，最后由系统生成三维影像，完成注册。

2. 追踪和导航

术中通过导航系统对手术器械和解剖标志空间位置的实时定位来完成追踪，然后将手术器械与解剖标志的相对位置关系传送到显示屏，实时向术者提供信息。

3. 术后验证

术后通过影像学比对，有助于进一步验证导航的可靠性。X 线片操作简便易行，常规用于术后导航结果的判断。

参考文献

［1］刘耀升，刘蜀彬.早中期股骨头坏死保留关节的手术治疗进展［J］.中华损伤与修复杂志（电子版），2012，7（5）：528-531.

［2］刘耀升，刘蜀彬.早中期股骨头坏死的非手术治疗进展［J］.中华损伤与修复杂志（电子版），2012，7（6）：668-670.

［3］Liu Y，Liu S，Su X. Core decompression and implantation of bone marrow mononuclear cells with porous hydroxylapatite composite filler for the treatment of osteonecrosis of the femoral head［J］. Archives of Orthopaedic and Trauma Surgery，2013，33（1）：125-133.

［4］田伟.实用骨科学［M］.北京：人民卫生出版社，2008.

［5］李子荣.皮质类固醇与股骨头坏死关系的临床研究［J］.中华外科杂志，2005，43（16）：1048-1053.

［6］张念非.股骨头髓芯减压带旋髂深血管蒂髂骨骨瓣植骨治疗股骨头缺血性坏死［J］.中华外科杂志，2003，41（2）：125-129.

［7］赵德伟.成人股骨头坏死诊疗标准专家共识（2012年版）［J］.中华关节外科杂志（电子版），2012，6（3）：479-484.

［8］Zalavras C G，Lieberman J R. Osteonecrosis of the femoral

head: evaluation and treatment［J］. J Am Acad Orthop Surg, 2014, 22（7）: 455–464.

［9］Kaushik A P. Osteonecrosis of the femoral head : An update in year 2012［J］. World J Orthop, 2012, 18, 3（5）: 49–57.

［10］Wei B F. Treatment of osteonecrosis of the femoral head with core decompression and bone grafting［J］. Hip Int, 2011, 21（2）: 206–210.

［11］Rajagopal M L. Efficacy of core decompression as treatment for osteonecrosis of the hip: a systematic review［J］. Hip Int, 2012, 22（5）: 489–493.

［12］Hernigou P . Osteonecrosis repair with bone marrow cell therapies: state of the clinical art［J］. Bone, 2015, 70: 102–109.

［13］Wang C L, Wang Y. Application of bone marrow mesenchymal stem cells to the treatment of osteonecrosis of the femoral head ［J］. Int J Clin Exp Med, 2015, 8（3）: 3127–3135.

［14］Fang T. Vascularized fibular grafts in patients with avascular necrosis of femoral head: a systematic review and meta-analysis［J］. Arch Orthop Trauma Surg,2013,133（1）:1–10.

［15］Issa K. Osteonecrosis of the femoral head: the total hip replacement solution［J］. Bone Joint J, 2013 , 95（11）: 46–50.

［16］Ali S A. Treatment of avascular necrosis of the femoral head utilising free vascularised fibular graft:a systematic review［J］. Hip Int, 2014, 24（1）: 5–13.

［17］Eward W C. The vascularized fibular graft in precollapse osteonecrosis: is long-term hip presservationg possible ［J］. Clin Orthop Relat Res, 2012, 470（10）: 2819-2826.

［18］Owens J B. Removal of trabecular metal osteonecrosis intervention implant and conversion to primary total hip arthroplasty ［J］. J Arthroplasty, 2012, 27（6）: 1251-1253.

［19］Floerkemeier T, Clinical and radiological outcome of the treatment of osteonecrosis of the femoral head using the osteonecrosisintervention implant ［J］. Int Orthop, 2011, 35（4）: 489-495.

［20］刘耀升, 刘蜀彬. 髓芯减压结合浓集自体BMMCs移植羟基磷灰石复合人工骨植入治疗股骨头坏死 ［J］. 中华医学杂志, 2013, 93（25）: 145-1130.

［21］刘耀升, 刘蜀彬. 改良钽棒技术治疗股骨头坏死的生存率及预后因素分析 ［J］. 中华医学杂志, 2014, 94（31）: 2429-2433.

［22］Yaosheng Liu, Xiuyun Su, Shiguo Zhou, et al. A modified porous tantalum implant technique for osteonecrosis of the femoral head: survivorship analysis and prognostic factors for radiographic progression and conversion to total hip arthroplasty ［J］. Int J Clin Exp Med, 2015, 8（2）: 1918-1930.

［23］Malizos K N. Early results of a novel technique using multiple small tantalum pegs for the treatment of osteonecrosis of the femoral head: a case series involving 26 hips [J]. J Bone Joint Surg Br, 2012, 94 (2): 173-178.

[24] Motomura G. Morphological analysis of collapsed rejoins in ostenoecrosis of the femoral head [J]. J Bone Joint Surg Br, 2011, 93 (2): 184-187.

[25] Yaosheng Liu, Weihao Jiang, Shubin Liu, et al. Combined effect of tnf-α polymorphisms and hypoxia on steroid-induced osteonecrosis of femoral head [J]. Int J Clin Exp Pathol, 2015, 8 (3): 3215-3219.

[26] 汪亮, 刘耀升, 刘蜀彬. 股骨头坏死再生治疗的研究进展 [J]. 中华骨与关节外科杂志, 2015, 8 (1): 90-95.

[27] 汪亮, 刘耀升, 刘蜀彬. 糖皮质激素诱导股骨头坏死发病机制的研究进程 [J]. 中华损伤与修复杂志 (电子版), 2015, 10 (5): 60-66.

[28] 汪亮, 刘蜀彬, 刘耀升. 结合和未结合浓集 BMMCs 移植的打压植骨治疗股骨头坏死 [J]. 中国骨与关节杂志, 2015, 4 (4): 295-301.

[29] 汪亮, 刘耀升, 刘蜀彬. 糖皮质激素诱导股骨头坏死发病机制的研究进展 [J]. 中华损伤与修复杂志 (电子版), 2015, 10 (5): 439-445.

[30] 刘耀升, 刘蜀彬. 改良钽棒技术治疗股骨头坏死的生存率及预后因素分析 [J]. 中华医学杂志, 2014, 94 (31): 2429-2433.

[31] 杨宾宾, 刘耀升, 刘蜀彬. 钽金属棒治疗股骨头坏死的三维有限元研究 [J]. 中国组织工程研究, 2016 (9): 81-87.

［32］汪亮，刘耀升，刘蜀彬.改良钽棒技术治疗股骨头坏死的生存率分析及预后因素评估［J］.中华损伤与修复杂志（电子版），2015（5）：32-38.

［33］Yaosheng Liu，Liang Yan，Shiguo Zhou，et al.Tantalum rob implantation for osteonecrosis of the femoral head：survivorship analysis and prognostic factors revaluation［J］. Int Orthop，2015，DOI 10.1007/s00264-015-2897-1.

［34］Yaosheng Liu，Weihao Jiang，Shubin Liu，et al. Association between VEGF -634G/C polymorphism and osteonecrosis of the femoral head susceptibility：a meta analysis［J］. Int J Clin Exp Med，2015，8（6）. ISSN：1940-5901/ IJCEM0005397

［35］刘耀升.用于塌陷股骨头坏死微创扩大髓芯减压复位的旋刮刀：中国，201320117821.4［P］.2013-7-31.